Handbuch Gesundheitsmanagement

1

Reihenherausgeber: A. Kerres, R. Scheibeck, B. Seeberger

Springer
Berlin
Heidelberg
New York
Barcelona
Hongkong
London
Mailand
Paris
Singapur
Tokio

Thomas Steffens (Hrsg.)

Umweltmanagement

Betrieblicher Umweltschutz im Gesundheitswesen

Mit 47 Abbildungen und 24 Tabellen

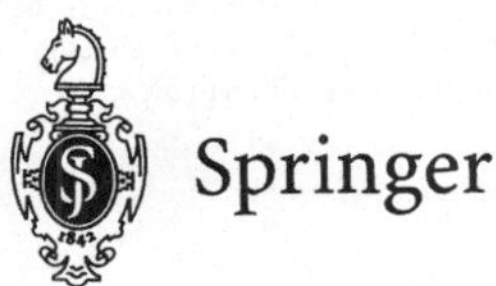

Springer

Bandherausgeber

Dr. Ing. Thomas Steffens
Ingenieurbüro für Organisation und Technik
Dreiangelstraße 20
D-42855 Remscheid

Reihenherausgeber

Professor Dr. Andrea Kerres
Buchenweg 2
D-86511 Schmiechen

Roswitha Scheibeck
Pflegedirektorin
Klinikum Innenstadt der Universität
Ziemssenstraße 1
D-80336 München

Professor Dr. Bernd Seeberger
Bayernring 119
D-91567 Herrieden

Die Deutsche Bibliothek - CIP-Einheitsaufnahme

Umweltmanagement : betrieblicher Umweltschutz im Gesundheitswesen / Hrsg.: Thomas Steffen. Mit Beitr. von M. Haubrock ... - Berlin ; Heidelberg ; New York ; Barcelona ; Budapest ; Hongkong ; London ; Mailand ; Paris ; Singapur ; Tokio : Springer, 1998

(Handbuch Gesundheitsmanagement)

ISBN-13: 978-3-642-72285-1 e-ISBN-13: 978-3-642-72284-4
DOI: 10.1007/978-3-642-72284-4

Herstellung: PRO EDIT GmbH, D-69126 Heidelberg
Umschlaggestaltung: Frido Steinen-Broo, Estudio Calamar, Spanien
Satzherstellung: Zechnersche Buchdruckerei, Speyer
SPIN: 10676382 23/3134-5 4 3 2 1 0 – Gedruckt auf säurefreiem Papier

Vorwort

Seit Jahren erfährt der Umweltschutz eine hohe gesellschaftliche Beachtung. Er dient der Sicherung von Lebensräumen und ist Bestandteil des Gesundheitsschutzes. Die wirtschaftliche Entwicklung hat ein komplexes Regularium an Normen, Gesetzen und sonstigen Vorschriften hervorgerufen, das in allen Bereichen der gewerblichen Wirtschaft und im Gesundheitswesen berücksichtigt werden muß. Dabei ist es erforderlich, sowohl technisch als auch organisatorisch Maßnahmen zur Umsetzung der Forderungen zu ergreifen.

Mit dieser Monographie wird der Versuch unternommen, die Bedeutung und Rolle des Umweltschutzes in stationären Einrichtungen des Gesundheitswesens aufzuzeigen. Ziel ist es, der Leitung von Einrichtungen wie Krankenhäusern oder Altenheimen aufzuzeigen, welche rechtliche und wirtschaftliche Bedeutung der betriebliche Umweltschutz hat. Der Umweltfachmann und Umweltbeauftragte erhält Anregungen für seine tägliche Arbeit durch Anleitungen, Beispiele und Checklisten.

Beispielhaft wird die Umsetzung des Umweltrechts in einem Krankenhaus überprüft. Darüber hinaus wird dargestellt, wie immissionsrechtliche Belange erfolgreich berücksichtigt werden. In bezug auf Gefahrstoffe, Abfälle und die Energiewirtschaft werden praktizierte Maßnahmen aus Krankenhäusern und Altenheimen geschildert. Dabei stehen betriebswirtschaftliche Aspekte zur Reduzierung von Aufwand und Kosten im Vordergrund. Die Entwicklung der Organisation des betrieblichen Umweltschutzes wird vor dem Hintergrund des integrativen Managements und Total Quality Management (TQM) aufgezeigt. Als Leitfaden werden die Standards DIN ISO 14001 und „Öko-Audit-Verordnung" (EMAS) verwendet.

Ein wesentliches Anliegen des Buches ist es, dem oben genannten Personenkreis aktuelle Erkenntnisse und Methoden zu öffnen, die keine eigene Entwicklungsarbeit betreiben können. Das gilt vor allem für kleine stationäre Einrichtungen. Aus diesem Grund wird bei der Erläuterung der einzelnen Themen über das Maß der üblicherweise veröffentlichten „Berufsgeheimnisse" hinausgegangen.

Remscheid, im August 1998 — Thomas Steffens

Vorwort

Inhaltsverzeichnis

Autorenverzeichnis

HAUBROCK, MANFRED
Adolfstraße 23
D-49078 Osnabrück

LEBKÜCHER, URSULA
Goldstraße 10
D-48565 Steinfurt

LINDSIEPE-GIERLING, ELKE
Klinikum Wuppertal
Heussner Straße 40
D-42283 Wuppertal

MUCKE, ANDREAS
Energieconsulting, WSW AG
Bromberger Straße 39–41
D-42281 Wuppertal

MÜLLER, DAGMAR
Auf der Dickend 31
D-58300 Wetter

SCHLUTTER, BEATE
Pulheimer Straße 9
D-50321 Brühl

STEFFENS, THOMAS
Ingenieurbüro für Organisation
und Technik
Dreiangelstraße 20
D-42855 Remscheid

WASCHINSKI, DAGMAR
BUGH Wuppertal
FB 14
D-42097 Wuppertal

Organisation des Umweltschutzes in stationären Einrichtungen des Gesundheitswesens

T. Steffens

Inhaltsverzeichnis

1 Einleitung

In den siebziger Jahren gewann das Thema Umweltschutz weltweit zunehmend an Bedeutung. Dem erzielten Wohlstand der Industrie- und Konsumgesellschaft standen und stehen die Verschmutzung der Umweltmedien Luft, Boden und Wasser gegenüber. Als Folgen waren und sind die Reduzierung von Lebensräumen und die Wirkung von Schadstoffen auf Lebewesen zu spüren. Dieser Entwicklung haben die Verantwortlichen aus Politik und Wirtschaft Rechnung getragen und ein gesetzliches Regularium entstehen lassen, was den Menschen und die Umwelt schützen soll. Zu den Zielgruppen des Umweltrechtes gehören der einzelne Bürger, Kommunen, die Wirtschaft und auch stationären Einrichtungen des Gesundheitswesens, wie Altenpflegeheime oder Krankenhäuser.

Die Komplexität des Rechtes, die Effektivität der dort gestellten Forderungen und eine zunehmende Globalisierung der Wirtschaft führte jedoch nicht zu befriedigenden Leistungen im Umweltschutz. Die Umwelttechnik konzentrierte sich auf End-of-pipe-Technologien, bekämpfte die Symptome und nicht die Ursachen, der Exekutiven fehlten (und fehlen noch) häufig notwendige Mittel zur Überwachung auf Einhaltung der Erfordernisse und die Adressaten des Umweltrechtes konnten und wollen kosten- und/oder kompetenzbedingt die Vorgaben nicht umsetzen. Deutlich ist auch, daß häufig organisatorische Defizite Ursache für ineffiziente Umweltleistungen sind.

Die Folge ist eine Wandlung vom Regulativen zum Ansatz der Freiwilligkeit, aktiven Umweltschutz zu betreiben. Dabei wird an die Eigenverantwortung appelliert, nachhaltigen und präventiven Umweltschutz zu betreiben. Die Vorteile eigenverantwortlichen Umweltschutzes sind in der Industrie und in einigen stationären Einrichtungen des Gesundheitswesens bereits erkannt worden:

- Durch die Analyse und das Strukturieren des betrieblichen Umweltschutzes werden Kosten reduziert und die Rechtssicherheit erhöht.
- Der Umweltschutz wird individueller als vorher als Wettbewerbsfaktor eingesetzt.
- Der Nachweis eigenverantwortlichen Handelns im Umweltschutz reduziert die kommunale und staatliche Überwachung.

Neben den umweltethischen Gesichtspunkten ist es gerade im Gesundheitswesen, wo das Gesundheitsgesetz, der Bettenabbau und die Pflegeversicherung den Fokus verstärkt auf die Wirtschaftlichkeit der dortigen Einrichtungen gerichtet hat, notwendig, sich auch dem Umweltschutz zu widmen. Krankenhäuser und Altenpflegeheime genießen dabei den Vorteil, auf die Erfahrungen der Industrie zurückgreifen zu können und sich deren Instrumente bei der Optimierung und Entwicklung des betrieblichen Umweltschutzes zu bedienen.

Im folgenden soll der Schwerpunkt in der Betrachtung der Organisation des betrieblichen Umweltschutzes in Krankenhäusern oder Altenpflegeheimen gelegt werden. Dabei wird auf die Integration in bestehende Strukturen und Abläufe hingewiesen, um dem Praktiker Möglichkeiten einer effizienten Umsetzung der hier angesprochenen Aspekte zu geben.

2 Organisationsentwicklung des betrieblichen Umweltschutzes

Unter einer Organisation, ist ein Gesamtsystem zu verstehen, das sich aus verschiedenen Subsystemen zusammensetzt. Sie stellt einen lebendigen und dynamischen Organismus dar, deren Subsysteme zusammenwirken müssen, um den Bestand des Ganzen zu sichern. Subsysteme stellen soziale (z. B. Führung), administrative (z. B. Personalentwicklung) oder betriebliche/technische Systeme dar. Der betriebliche Umweltschutz ist neben dem Qualitätsmanagement und der Arbeitssicherheit eines der Subsysteme.

Die Entwicklung einer Organisation hat zum Ziel, einerseits die Arbeitswelt des Menschen in der Organisation human und mit Raum für die Persönlichkeitsentfaltung und Selbstverwirklichung zu gestalten, anderseits die Leistungsfähigkeit der Organisation und ihre Anpassungs- und Innovationsfähigkeit zu steigern (Comelli 1985). Unter Organisationsentwicklung versteht man einen geplanten, gelenkten und systematischen Prozeß zur Veränderung der Kultur, Systeme und des Verhaltens einer Organisation, mit dem Ziel, die Effektivität der Organisation bei der Lösung ihrer Probleme und Erreichung ihrer Ziele zu steigern.

Die Organisationsentwicklung ist ein umfassender Veränderungsprozeß, der einer Steuerung bedarf. Er betrifft in der Regel alle Bereiche einer Organisation und gliedert sich in folgende Schritte:

- Problemerkennung,
- Datensammlung,
- Organisationsdiagnose,
- Maßnahmenplanung,
- Maßnahmenumsetzung,
- Erfolgskontrolle.

Für die Organisationsentwicklung ist das Denken in Netzen bzw. ein Systemdenken nötig und die interdisziplinäre Zusammenarbeit aller Betroffenen in den Einrichtungen erforderlich.

2.1 Normative Organisationsentwicklung

Der Einsatz und die Systematik der klassischen Organisationsentwicklung wird seit Ende der achtziger Jahre normiert auf spezielle Subsysteme von Organisationen angewendet. Tabelle 1.1 zeigt eine Übersicht der z. Z. gängigen normativen Regularien, die als Leitfaden zur Organisationsentwicklung eingesetzt werden.

Eine der ersten normativen Regelwerke zur Organisationsentwicklung ist die DIN EN ISO 9000 ff. Sie findet in jüngster Zeit verstärkt Anwendung im Gesundheitswesen. Als Beispiel sei ihre Anwendung als Instrument zur internen Qualitätssicherung in der Pflege genannt, was im Rahmen des Überwachungsauftrages des Medizinischen Dienstes der Kassen (MDK) in Zukunft Berücksichtigung finden soll (Anonym 1996).

Tabelle 1.1. Beispiele normativer Regularien zur Organisationsentwicklung

Regelwerk	Titel
DIN EN ISO 9000ff	Qualitätsmanagement (deutsche, europäische und internationale Norm)
QS-9000, VDA 6.1	Qualitätsmanagement (Standards der Automobilhersteller für deren Zulieferer)
DIN ISO 14000ff	Umweltmanagement (deutsche und internationale Norm)
„Öko-Audit-Verordnung" (EMAS)	Umweltmanagement (europäische Verordnung)
SCC	Safety-Certificate-Contractors (Standard für die Arbeitssicherheit und den Umweltschutz von Kontraktoren der Petro- und Großchemie)
BS 8800	Arbeitssicherheitsmanagement (British Standard)
TQM	Total Quality Management (z. B. als Modell der European Foundation for Quality Management EFQM)

Branchenspezifisch ist die DIN EN ISO 9000ff erweitert worden. Die hohen Anforderungen an die Automobilzulieferindustrie veranlaßten weltweit die Automobilhersteller eigene Standards, wie die QS-9000 oder den VDA 6.1, zu entwickeln. Beide Normen bauen auf der DIN EN ISO 9000ff auf und beseitigen die dort vorhandenen Schwächen (z. B. Forderung nach dem Einsatz statistischer Methoden und zur Fehlerprävention). Für die anstehende Novellierung der DIN EN ISO 9000ff ist zu erwarten, daß die Aspekte der QS-9000 bzw. des VDA 6.1 dort einfließen werden.

Aufgrund der Erfahrungen in Zusammenhang mit dem Unfallgeschehen und dem Umgang mit den rechtlichen Vorgaben aus Arbeitssicherheit und Umweltschutz haben Unternehmen der Petro- und Großchemie in bezug auf Unterauftragnehmer (Kontraktoren) parallel zu den oben genannten Regularien einen eigenen Standard entwickelt. Er fordert von z. B. Handwerks- oder Reinigungsbetrieben, die auf dem Unternehmensgelände tätig werden wollen, den Nachweis eines Zertifikates (SCC, „Safety Certificate Contractors"), das u. a. die Einhaltung und Verpflichtung zur Einhaltung und Umsetzung aller Vorschriften aus der Arbeitssicherheit und dem Umweltschutz bescheinigt. Hier spiegelt sich die enge Verknüpfung zwischen dem Umweltschutz und der Arbeitssicherheit wider, der z. B. in Hinblick auf den Umgang mit Gefahrstoffen auch in Krankenhäusern und Altenheimen deutlich ist. So wird heute in Großbritannien der BS 8800 angewendet, der nur die Organisation der Arbeitssicherheit regelt, aber ausdrücklich betont, daß es sinnvoll ist, in eine Organisationsstruktur nach DIN ISO 14000ff integriert zu werden.

2.2 Standards für Umweltmanagementsysteme

Für die Entwicklung der Norm DIN ISO 14000ff stand die DIN EN ISO 9000ff Pate. Dieses Regelwerk und die „Öko-Audit-Verordnung" bzw. „Environmental Management and Audit Scheme" (EMAS) bestimmen heute die Organisationsentwicklung des betrieblichen und produktbezogenen Umweltschutzes. Beide Standards unterschei-

Tabelle 1.2. Inhalte von DIN ISO 14001 und Environmental Management and Audit Scheme (Anhang I) in bezug auf die Organisation des betrieblichen Umweltschutzes. Die für die Organisationsentwicklung wesentlichen Informationen sind in der DIN ISO 14001 und im Anhang I von EMAS genannt

DIN ISO 14001		EMAS (Anhang I)	
4.1	Umweltpolitik	B1	Umweltpolitik, -ziele und -programme
		B2	Überprüfung und Anpassung von Umweltpolitik, -zielen und -programmen
4.2	Planung		
4.2.1	Umweltaspekte	B3	Auswirkungen auf die Umwelt
4.2.2	Rechtliche und andere Forderungen	B3	Verzeichnis von Vorschriften und Anforderungen
4.2.3	Zielsetzung und Einzelziele	A4/B1	Umweltziele
4.2.4	Umweltmanagementprogramm	A5/B1	Umweltprogramme
4.3	Umsetzung und Durchführung	B	Umweltmanagementsysteme
4.3.1	Organisationsstruktur und Verantwortung	B2	Verantwortung und Befugnisse
4.3.2	Schulung, Bewußtseinsbildung und Kompetenz	B2	Personal, Ausbildung und Kommunikation
4.3.3	Kommunikation	B2	Kommunikation
4.3.4	Dokumentation des UM-Systems		
4.3.5	Lenkung der Dokumente	B5	Managementdokumentation
4.3.6	Ablauflenkung im Normalbetrieb	B4	Aufbau- und Ablauforganisation
		B4a	Arbeitsanweisungen
		B4b	Auswahl und Tätigkeit von Vertragspartnern
		B4c	Überwachung
		B4d	Billigung von Planungen
		B4e	Kriterien der Umweltleistung
		C9	Verhütung und Begrenzung umweltschädigender Unfälle
		C10	besondere Verfahren bei umweltschädigenden Unfällen
4.4	Überwachung und Korrekturmaßnahmen	B4	Kontrolle
		B4	Überwachung
		B4	Nichteinhaltung und Korrekturmaßnahmen
		B5	Aufzeichnungen
		B6	Umweltbetriebsprüfung
4.5	Bewertung durch die oberste Leitung	B1	Anpassung der Umweltpolitik, -ziele und -programme

den sich in gewissen Bereichen, weisen aber in bezug auf organisatorische Forderungen in weiten Teilen Gemeinsamkeiten auf (Tabelle 1.2).

EMAS ist eine europäische Verordnung, die durch das Umwelt-Audit-Gesetz (UAG) in deutsches Recht umgesetzt worden ist (EMAS 1993). Sie beschränkt sich auf Europa und bietet ausschließlich gewerblichen Unternehmen an, ein einheitliches Umweltmanagementsystem aufzubauen und zu betreiben. Für Krankenhäuser und Altenpflegeheime ist daher z. Z. eine Entwicklung der Organisation des betrieblichen Umweltschutzes nach EMAS nicht möglich. Mit der Novellierung 1998 wird aber der Anwendungsbereich von EMAS erweitert, so daß zu erwarten ist, daß auch Einrichtungen des Gesundheitswesens hiervon betroffen sein werden. Im Gegensatz dazu gilt die DIN ISO 14000ff weltweit für alle Unternehmen. In dieser Normenreihe wird in DIN ISO 14001 das Gerüst für ein Umweltmanagementsystem vorgegeben (Tabelle 1.2). Neben den bereits genannten Aspekten unterscheidet sie sich von EMAS durch

- ihre Beschränkung auf die Verbesserung des Managementsystems (EMAS fordert die kontinuierliche Verbesserung der Umweltleistungen),
- eine „Kann"-Forderung nach einer Umweltprüfung, die von EMAS als Bestandsaufnahme zu Beginn der Organisationsentwicklung als „muß" gefordert wird,
- die Veröffentlichung der Umweltpolitik (EMAS fordert die Veröffentlichung eines detaillierteren Umweltberichtes),
- den Bezug auf das Unternehmen (EMAS bezieht sich auf den Standort),
- die Erfolgskontrolle, das als Zertifizierungs-Audit durchgeführt wird (EMAS spricht von Begutachtung und Validierung, bei der auch die Überwachungsbehörden mit eingeschaltet werden).

Die DIN ISO 14001 stellt eine Teilmenge von EMAS dar, was Unternehmen und stationäre Einrichtungen des Gesundheitswesens in die Lage versetzt, beide Forderungen im Rahmen der Organisationsentwicklung des betrieblichen Umweltschutzes zu berücksichtigen.

2.3 Integratives Management und Total-quality-Management (TQM)

Aufgrund der Vielzahl verschiedener Standards zur Entwicklung einzelner Subsysteme einer Organisation hat sich insbesondere im gewerblichen Bereich ein Trend zur Verknüpfung der Standards entwickelt (IQS 1997). Dieser Trend wird sich verstärken, da er die Kosten und den Aufwand beim Aufbau und „Betrieb" der Managementsysteme niedrig hält. Die Möglichkeit, normativ geregelte Subsysteme zu verknüpfen, liegt in der gleichen Arbeitsweise, die allen Standards zugrunde liegt. Sie wird als Managementzirkel (Abb. 1.1) bezeichnet und stellt die oben genannten klassischen Schritte eines Veränderungsprozesses bzw. der Organisationsentwicklung dar.

Der Weg von der Partialkonzeption der Subsysteme hin zur integrativen Organisationsstruktur macht aus verschiedenen Gründen Sinn. Die Entwicklung oder Veränderung einer Organisation bezieht sich nicht isoliert auf Technik, Mensch und Organisationsstruktur, sondern versteht eine Organisation als komplexes System mit den daraus abzuleitenden gegenseitigen Abhängigkeiten (Zink 1995). Eine erfolgreiche Organisationsentwicklung muß daher neben dem Mitarbeiter, der Geschäftsführung und der Qualitätssicherung auch den Umweltschutz berücksichtigen. Die Idee des Total-Quality-Managements (TQM) stellt einen organisationsumfassenden Ansatz in diese Richtung dar. Dort stehen die in Abb. 1.2 genannten Bereiche und Themen im Vordergrund. Grundsatz ist, daß alle Bereiche in einem Unternehmen erkennen, daß nur gemeinsam ein optimales Wirken möglich ist. Zur Umsetzung dieser Erkenntnis

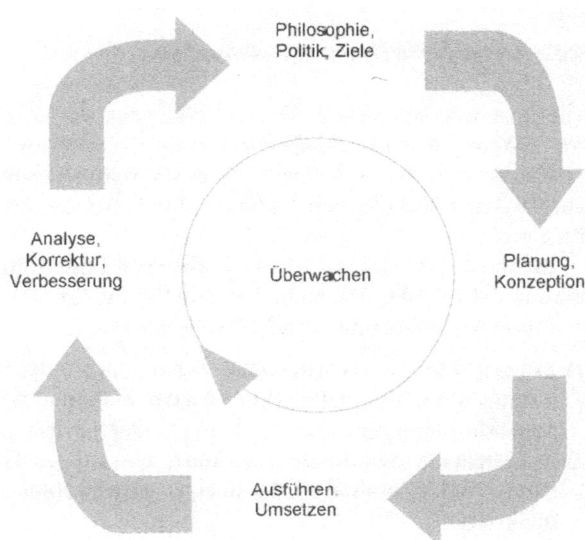

Abb. 1.1. Managementzirkel

ist es erforderlich, den Willen zu haben, sich kontinuierlich zu verbessern und eine interne Kunden-Lieferanten-Beziehung aufzubauen. Für die Umsetzung der Idee des TQM haben weltweit verschiedene Institutionen Leitfäden entwickelt, die Unternehmen unterstützen sollen, ihre Organisationen auf diesen Weg zu bringen. In Europa ist das Modell der European Foundation for Quality Management (EFQM) stark verbreitet. Im Rahmen eines Preises, des European Quality Award (EQA), wird jährlich das Unternehmen ausgezeichnet, was im Rahmen der Organisationsentwicklung dem Gedanken des TQM am nächsten gekommen ist. Die Bewertung erfolgt nach einem Punkteschlüssel (Abb. 1.2) und durchgeführtem Self-Assessment.

Die Organisationsentwicklung im betrieblichen Umweltschutz von Krankenhäusern und Altenheimen, ist daher ganzheitlich zu sehen.

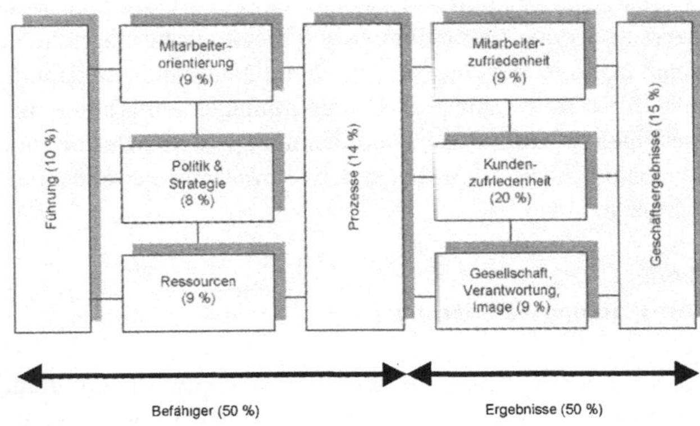

Abb. 1.2. Modell des European Quality Award (EQA)

2.4 Aufbau eines Umweltmanagementsystems (UMS)

Die strukturierte und organisierte Form des systematisch ablaufenden betrieblichen und produkt- bzw. leistungsbezogenen Umweltschutzes wird als Umweltmanagementsystem bezeichnet. Die Aufgaben eines Umweltmanagementsystems umfassen sämtliche Funktionsbereiche von der Beschaffung über die Leistungserbringung bis zur Entsorgung.

Im Sinne von TQM sollte beim Aufbau von Umweltmanagementsystemen die Integration in bzw. Adaption an bestehende Strukturen erfolgen. Dazu gibt es verschiedene Ausgangspunkte und Vorgehensweisen:

1) Es besteht kein organisatorisches Subsystem auf der Basis eines normativen Regulariums wie z. B. der DIN EN ISO 9000 ff. In diesem Fall bietet sich die aufeinanderfolgende oder parallele Entwicklung beider Subsysteme an.
2) Es besteht ein organisatorisches Subsystem auf der Basis eines normativen Regulariums. Hier ist es sinnvoll, das noch zu entwickelnde Subsystem anzufügen bzw. zu integrieren.

Der Vorteil einer parallelen bzw. integrativen Entwicklung, ist in erster Linie in der Reduzierung von Kosten zu sehen. Dieser Effekt, ist insbesondere in der Entwicklungsphase zu beobachten.

Grundsätzlich gilt für die Entwicklung eines Umweltmanagementsystems, unabhängig vom einzelnen oder integrativen Ansatz, die gleiche Vorgehensweise. Es müssen folgende Punkte berücksichtigt werden:

- Umweltpolitik (Leitlinien),
- Planung (Umweltaspekte, Rechtsvorschriften, Ziele, Programme),
- Umsetzung und operationale Durchführung (Aufbau- und Ablauforganisation, Kommunikation, Managementdokumente),
- Überwachungs-, Korrektur- und Vorsorgemaßnahmen (Audit, Aufzeichnungen),
- Überprüfung durch die Unternehmensleitung (Management-Review).

Das Berücksichtigen der genannten Punkte hilft den Verantwortlichen eines Krankenhauses oder Altenheims, sowohl ökologische als auch ökonomische Ziele zu erreichen. Bei dem Verknüpfen mit einem Qualitätsmanagementsystem nach DIN EN ISO 9000ff, ist zu beachten, daß beide Managementsysteme unterschiedliche Schutzziele verfolgen. Während das Qualitätsmanagement sich mit den Bedürfnissen der Patienten befaßt, ist es das Anliegen des Umweltmanagements die Natur und Gesellschaft zu schützen.

2.4.1 Zertifizierung/Validierung

Um sich ständig zu verbessern, aber auch um in der Öffentlichkeit und bei den Patienten das Umweltbewußtsein einer Einrichtung glaubhaft darzustellen, besteht die Möglichkeit, ein nach DIN ISO 14001 strukturiertes Umweltmanagementsystem von einem neutralen und akkreditierten Zertifizierer prüfen zu lassen. Die Prüfung erfolgt

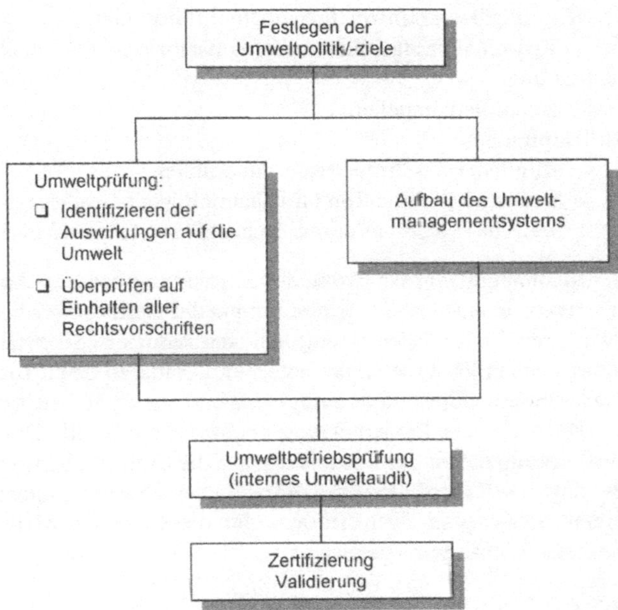

Abb. 1.3. Der Weg zum Umweltzertifikat nach DIN ISO 14000ff bzw. zur Validierung nach Environmental Management and Audit Scheme (EMAS)

als Audit und führt bei einem positiven Ergebnis zu einem Zertifikat, was werbewirksam eingesetzt werden kann. Der Ablauf von der Implementierung des Umweltmanagementsystems bis zur Zertifizierung ist in Abb. 1.3 dargestellt.

Im Rahmen der Öko-Audit-Verordnung wird bei vergleichbarem Prüfaufwand durch einen zugelassenen Umweltgutachter eine vom Unternehmen erstellte Umwelterklärung geprüft und bei positivem Ergebnis validiert. Zur Zeit weisen etwa 1.000 Standorte aus Industrie, Bankgewerbe und Handel mit Hilfe eines Zertifikates bzw. einer validierten Umwelterklärung nach, daß sie sich an die Vorgaben aus EMAS halten und ein Umweltmanagementsystem betreiben. Das Zertifikat und die validierte Umwelterklärung ist der Nachweis dafür, daß entsprechend der zugrunde gelegten rechtlichen und normativen Regelwerke gearbeitet wird.

2.4.2
Projektsteuerung beim Aufbau eines Umweltmanagementsystems

Ein Umweltmanagementsystem erleichtert der Unternehmensleitung das Umsetzen der Anforderungen aus dem betrieblichen Umweltschutz. Entsprechend sorgfältig müssen Routineabläufe und Organisationsstrukturen entwickelt werden. Die Projektvorbereitung für den Aufbau eines Umweltmanagementsystems gliedert sich in vier Schritte.

1. Definition des Projektes:
   - Rahmen des Projektes abstecken,
   - Ziele definieren,
   - Vorgehensweise festlegen,
   - Mittel und Projektdauer abschätzen.

2. Nennung des verantwortlichen Durchführenden:
   - Auswahl eines fachlich und organisatorisch kompetenten Projektleiters.
3. Planung,
   - Ablaufplan erstellen.
4. Teambilden:
   - Mitglieder des Projektteams auswählen,
   - fachliche Qualifikation und Teamfähigkeit beachten,
   - Betriebs-/Personalrat und Fachkraft für Arbeitssicherheit einbinden.

Unabhängig von der Größe der Einrichtung bzw. der Anzahl Mitarbeiter hat sich die beschriebene Projektvorbereitung in der Praxis bewährt, da sie die Gefahren durch „Verzetteln" oder Orientierungslosigkeit reduziert. Sinnvoll ist es, bereits zu Beginn eines solchen Projektes einen externen Berater zu beauftragen, insbesondere für den Fall, wenn die notwendige Kompetenz im eigenen Hause nicht vorhanden ist.

Mit der ersten Projektsitzung beginnt die offizielle Projektarbeit. Es werden die Auswirkungen von der Einrichtung auf die Umwelt identifiziert und skizziert, welche Struktur die Organisation des betrieblichen Umweltschutzes haben soll. Alles wird in einem Projektplan dokumentiert, der die einzelnen Maßnahmen, Zuständigkeiten und den Zeitrahmen wiedergibt.

2.4.3 Umweltpolitik

Ist die Projektaufnahme vereinbart, wird die Umweltpolitik festgelegt. Dazu gibt es verschiedene Vorgehensweisen: Die Geschäftsführung bzw. Verwaltung erstellt unabhängig von den Mitarbeitern Umweltleitlinien bzw. eine Umweltpolitik und veröffentlicht diese im Unternehmen z. B. durch Aushang am „grünen Brett". Die Alternative ist ein Workshop, bei dem gemeinsam von allen Mitarbeitern eine Umweltpolitik erarbeitet wird. Umweltleitlinien bzw. Umweltpolitik in einem Krankenhaus können beispielsweise folgendermaßen aussehen.

Das Health- & Care-Krankenhaus verwendet für die Erfüllung ihrer Aufgaben verschieden Materialien, Stoffe und Energie. Mit dieser wollen wir verantwortungsvoll umgehen, um Ressourcen zu schonen und die Umwelt nicht zu stark zu belasten. Deshalb

- Erfassen und Bewerten wir durch uns bedingte Auswirkungen auf die Umwelt
- Verwenden wir nach Möglichkeit wiederverwendbare Produkte
- Trennen wir Abfälle
- Reduzieren wir den Einsatz gefährlicher Stoffe
- Informieren wir uns ständig über aktuellste Entwicklungen im Umweltschutz
- Wollen wir unsere Umweltleistungen ständig verbessern und
- Alle Rechtsvorschriften einhalten

In Anhang I, Teil D von EMAS werden weitere Beispiele für „gute Managementpraktiken" aufgeführt. Sie bieten eine in der Praxis bewährte Grundlage für das Formulieren einer Unternehmensphilosophie und Umweltpolitik. Die Selbstverpflichtung eines Krankenhauses oder Altersheimes muß für alle Mitarbeiter nachvollziehbar sein und mindestens unternehmensintern veröffentlicht werden. Eine Veröffentlichung nach Außen, ist aus Gründen des Marketings zu empfehlen.

Durch die Selbstverpflichtung des Krankenhauses oder Altenheimes zur veröffentlichten Umweltpolitik ist der betriebliche Umweltschutz als strategisches Ziel in die allgemeine Unternehmenspolitik aufgenommen. Sie stellt damit eine verbindliche Handlungsrichtlinie für alle Unternehmensbereiche (Apotheke, Labor, Küche, Wäscherei, Energieversorgung) und Mitarbeiter (Verwaltung, Ärzte, Pflegekräfte, Techniker) dar und bewirkt die nötige Kontinuität im betrieblichen Handeln.

2.4.4 Umweltprüfung

Auf der Basis der Umweltpolitik wird untersucht und festgelegt, wo und in welcher Weise Auswirkungen auf die Umwelt durch ein Krankenhaus oder Altersheim erfolgen. Eine Umweltprüfung, wie sie in EMAS explizit gefordert wird, gliedert sich in drei Punkte.

- Erfassen relevanter Rechtsvorschriften und sonstiger regulativer Rahmenbedingungen (z. B. Verträge, Normen),
- Bilanzieren der Einflußnahme auf die Umwelt,
- Organisation des betrieblichen Umweltschutzes.

Der Umfang und Detaillierungsgrad einer Umweltprüfung ist abhängig von der Größe und den Aktivitäten am betrachteten Standort der Einrichtung. Der Abschluß bzw. das Ergebnis einer Umweltprüfung wird in der Regel als Bericht verfaßt und beschreibt

- den Stand der Rechtssicherheit,
- die Bilanz ein- und ausgehender Massen- und Mengenströme (Ökobilanz),
- die Beurteilung der Auswirkungen auf die Umwelt,
- mögliche Defizite in der Aufbau- und Ablauforganisation.

Aufgrund der Komplexität und des erforderlichen Fachwissens, eine Umweltprüfung durchzuführen, ist es häufig sinnvoll, einen externen Berater hinzuzuziehen. Dieser hat den Vorteil, nicht „betriebsblind" das Unternehmen durchleuchten zu können.

Compliance Audit

Die Vielzahl an Rechtsvorschriften im Umweltrecht macht es schwierig, zu erkennen, welche davon auf das jeweilige interessierte Krankenhaus oder Altenheim zutreffen. EMAS bietet hier Unterstützung, wenn sie ein Verzeichnis der Rechtsvorschriften fordert. Die Führung eines Krankenhauses oder Altenheims erhält so eine Übersicht der anzuwendenden Rechtsvorschriften. Sind diese bekannt, ist es erforderlich zu prüfen, ob diese auch eingehalten und umgesetzt werden. Im Rahmen eines „compliance audit" wird das anhand von

- Checklisten,
- Begehungen und
- Gesprächen

durchgeführt bzw. geprüft. Zu beseitigende Defizite fließen in das Umweltprogramm ein.

Ökobilanz

Für den Begriff Ökobilanz existiert bis heute keine einheitliche Definition. Grundsätzlich stellt sie die Suche nach einem Weg bzw. einer Methode dar, Produkte, Abläufe und Verhaltensweisen, hinsichtlich ihrer Auswirkungen auf die Umwelt zu erfassen (nach Etterlin et al. 1992). In Anlehnung an die Betriebswirtschaft wird dazu häufig das Prinzip der Bilanzierung angewendet. In Hinblick auf ein Krankenhaus bzw. Altersheim ist es deshalb sinnvoll, eine Input/Output-Analyse in bezug auf einen betrachteten Standort, Betrieb oder Ablauf durchzuführen. Auf der „Inputseite" werden alle eingesetzten Rohstoffe, Materialien und Artikel erfaßt, während auf der „Outputseite" alle das betrachtende Objekt verlassenende Abfälle sowie ähnliche stoffliche und energetische Emissionen zu finden sind.

Das Ziel einer Input/Output-Bilanz besteht in der Identifizierung des Istzustandes der Auswirkungen auf die Umwelt. Als Bestandsaufnahme umfaßt sie alle Bereiche eines Krankenhauses bzw. Altenheims. Mit Hilfe von Checklisten und Fragebögen werden die zur Ökobilanz notwendigen Daten erfaßt. Insbesondere in der Verwaltung und im Einkauf sind in der Regel brauchbare Daten relativ schnell verfügbar.

Bewertung und Beurteilung der Auswirkungen auf die Umwelt

Für eine Verbesserung der Leistungen im Umweltschutz ist es notwendig, die Ausgangssituation bzw. den Istzustand zu erfassen und beurteilen. Daraus lassen sich notwendige Maßnahmen bestimmen und Verbesserungen feststellen. Ideal sind quantitative Informationen mit einer Beurteilung, ob die Auswirkungen beispielsweise „gering" oder „bedeutend" sind. Um die Auswirkungen auf die Umwelt zu reduzieren, ist es erforderlich Handlungsprioritäten zu setzen. Dazu gibt es Ansätze, die Auswirkungen mit sog. „Ökopunkten" oder „Umweltfaktoren" (Etterlin et al. 1992) zu belegen, um eine Vergleichbarkeit unterschiedlicher Auswirkungen zu ermöglichen. Diese Methode ist jedoch methodisch umstritten und soll hier nicht näher betrachtet werden. Da z. Z. kein einheitlicher Standard zur Beurteilung von Auswirkungen auf die Umwelt besteht, wird häufig auf die

- verbalargumentative Bewertung und
- die ABC- Analyse

zurückgegriffen (LfU 1994). Das Beurteilen von Auswirkungen auf die Umwelt setzt voraus, daß eine Bewertung der Auswirkungen erfolgt ist. Eine Bewertung stellt das Zuordnen eines Wertes in bezug auf eine Beobachtung dar. So werden in den Schulen Noten von 1 bis 6 als Bewertung für erbrachte Leistungen vergeben. Diese Noten bzw. die Schüler werden mit den Begriffen „sehr gut" bis „ungenügend" beurteilt. Eine Beurteilung basiert also auf der Bewertung und fügt dieser, anhand einer vorher definierten Skala eine verbale Einschätzung zu. Auf diesem Prinzip beruht die ABC-Analyse (Abb. 1.4, 1.5).

Kriterien für eine Beurteilung der bilanzierten Daten sind

- die Einhaltung behördlicher und rechtlicher Auflagen und Vorschriften,
- die Einhaltung innerbetrieblicher Vorgaben und Ziele,
- das ökologische Risikopotential.

Die verbal-argumentative Bewertung und Beurteilung stellt im Gegensatz zu rein numerischen Verfahren (s. oben) nicht den Anspruch des Absoluten, Vollständigen

A-Einstufung:
besonders relevantes ökologisches Problem → akuter Handlungsbedarf

B-Einstufung:
ökologisches Problem → mittelfristiger Handlungsbedarf

A-Einstufung:
keine/geringe Umweltbeeinträchtigungen bekannt → kein Handlungsbedarf

Abb. 1.4. Beurteilungsraster der ABC-Analyse. (Nach LfU 1994)

und Objektiven dar. Ergebnisse und daraus abgeleitete Maßnahmen können direkt abgeleitet werden. Allerdings kann die Akzeptanz wegen Subjektivität und Unvollständigkeit darunter leiden.

2.4.5 Umweltziele und -programm

Liegen die Ergebnisse der Umweltprüfung vor, dann ist bekannt an welchen Punkten noch gearbeitet werden muß, um die erklärte Umweltpolitik zu erfüllen. Eventuell ist es erforderlich, einzelne Aspekte der Umweltpolitik zu korrigieren, da die Umweltprüfung gezeigt hat, daß sie für die Einrichtung in der ursprünglichen Formulierung nicht relevant waren.

Das Beheben erkannter Defizite und Erfüllen der Umweltpolitik wird in Umweltzielen formuliert. Diese müssen konkret, möglichst quantifiziert und den Mitarbeitern bekannt gemacht werden. Um den gesetzten Umweltzielen Taten folgen zu lassen, werden im Rahmen eines Umweltprogramms Tätigkeiten, Verantwortlichkeiten und Zeitrahmen festgelegt (Tabelle 1.3).

Die Umsetzung und der Erfolg eingeleiteter Maßnahmen wird von der für den Umweltschutz verantwortlichen Person geprüft und entsprechend abgezeichnet. Es ist

A	Kriterium 1:	Einhalten umweltrechtlicher Bedingungen (Grenzwerte, behördliche Auflagen, Verordnungen usw.)
	Kriterium 2:	Gesellschaftliche Anforderungen (Kritik, Diskussion in der Öffentlichkeit)
B	Kriterium 3:	Umweltbeeinträchtigung unter Normalbedingungen (Belastung der Umweltmedien bei Normalrisiko)
	Kriterium 4:	Umweltbeeinträchtigung durch potentielle Störfälle (Explosionen, Brände, Leckagen)
C	Kriterium 5:	Internalisierte Umweltkosten (Entsorgungs-, Lagerkosten, Abgaben usw.)
	Kriterium 6:	Umweltbeeinträchtigung durch vor-/ nachgelagerte Stufen (Rohstoffgewinnung, Vorproduktion, Gebrauch, Entsorgung)

Abb. 1.5. Bewertungskriterien der ABC-Analyse. (Nach LfU 1994)

Tabelle 1.3. Maßnahmenkatalog zur Umsetzung des Umweltprogramms (mit Beispielen). *V* verantwortlich, *M* Mitarbeit, *I* Information

Projekt	Maßnahme	Zuständigkeit (*V-M-I*)	Termin	Umsetzung
Reduzieren der Lösemittel	Beschaffen einer Destillationsanlage	Einkauf (*V*) Technik (*M*) Umweltbeauftragter (*M*) Fachkraft für Arbeitssicherheit (*M*)	bis 31.05.99	
Ersetzen aller Einmalunterlagen	Verwenden von textilen Krankenunterlagen	Einkauf (*M*) Pflegepersonal (*V*)	bis 30.06.99	
Abfallmenge im Küchenbereich um 15 % senken	verstärkter Einkauf von Frischware	Einkauf (*V*) Küchenleitung (*V*)	bis 30.12.99	

empfehlenswert, einen Umweltbeauftragten zu ernennen, der hierfür und zu allen anderen Fragen und Problemen des Umweltschutzes zur Verfügung steht.

2.4.6
Aufbau- und Ablauforganisation des betrieblichen Umweltschutzes

Neben den rechtlichen, technischen und materiellen Aspekten einer Umweltprüfung ist es ebenso erforderlich, die Organisation des betrieblichen Umweltschutzes zu analysieren. Es sind alle relevanten Funktionen und Tätigkeiten in einem Krankenhaus oder Altersheim zu ermitteln. Dazu zählen Tätigkeiten, wie Kontrollgänge, Meßberichte, Berichterstattungen und Notfallregelungen, aber auch die Aspekte der Personalentwicklung wie die Mitarbeiterschulung, -information, und -motivation oder das Einrichten von Projektgruppen. Der Geschäftsführung obliegt die Aufgabe, den Umweltschutz in das Organigramm zu integrieren. Es gibt die Aufbauorganisation der Einrichtung wieder, bezieht alle Funktionsbereiche des Unternehmens ein und regelt Zuständigkeiten in bezug auf Verfahren und Abläufe. Das strategische Management konzipiert auf der Basis der vorgegebenen Umweltpolitik und- ziele Projekte und Abläufe, die im operativen Bereich realisiert werden. Die Ablauforganisation wird in Form von schriftlichen Anweisungen dokumentiert, die als Handlungsanleitungen dienen. Optimalerweise werden alle Abläufe und Projekte durch Controllingmaßnahmen gelenkt bzw. überwacht. Jede Konzeption sollte im Team erarbeitet werden. Notwendig ist entsprechendes Know-how, das in der Regel durch einen externen Berater oder die Weiterbildung vorhandener Mitarbeiter beschafft werden kann.

3
Lenkungsinstrumente und Methoden im betrieblichen Umweltschutz

Die Beurteilung der Umweltsituation und Analyse der Organisation des betrieblichen Umweltschutzes ist als Bestandsaufnahme zu betrachten und stellt die Basis für Verbesserungen und die Entwicklung von Zielen und Programmen dar. Ein erstmalig erfaßtes und strukturiertes Umweltmanagementsystem muß in der Lage sein, die weitere Arbeit im betrieblichen Umweltschutz zu lenken und überwachen.

3.1 Umweltbeauftragter

Die Unternehmensleitung besitzt grundsätzlich die Gesamtverantwortung für den betrieblichen Umweltschutz. Verschiedene Gesetze, die Standards EMAS und DIN ISO 14000ff fordern das Benennen eines Beauftragten für den Umweltschutz. Alle gesetzlich geforderten Umweltbeauftragten haben prinzipiell gleiche Aufgaben.

- Kontrollfunktion:
  Überwachung von Auflagen und Vorschriften sowie das Durchführen von Meßvorgängen, Analysen, Aufzeichnungen und Mitarbeiterkontrollen;
- Informationspflicht:
  Mitarbeiter und Geschäftsführung informieren;
- Initiativpflicht:
  Entwicklung und Durchführung ökologisch geeigneter Verfahren;
- Berichterstattung:
  Über Umweltschäden, Investitionsvorhaben und die allgemeine Entwicklung des betrieblichen Umweltschutzes berichten.

Je nach Anlage und Betrieb bzw. Einrichtung, sind die in den anzuwendenden Rechtsvorschriften geforderten Umweltbeauftragten zu benennen. So muß nach dem Kreislaufwirtschafts- und Abfallgesetz (Krw/AbfG) je nach Abfallart und -menge ein Abfallbeauftragter benannt werden. Ähnliches fordert das Immissions- und Wasserrecht (BImSchG, WHG). Für ihre Tätigkeiten müssen die Beauftragten u.a. die notwendige Fachkunde nachweisen. EMAS und DIN ISO 14000 fordern unabhängig davon einen Umweltmanagementbeauftragten, dessen Aufgabe darin besteht, die Umweltorganisation im Sinne der Standards zu lenken. Die Benennung und das Festlegen der Aufgaben des Umwelt- und Umweltmanagementbeauftragten muß schriftlich erfolgen. In der Aufbau und Ablauforganisation werden deren Kompetenzen eindeutig geregelt. Häufig wird auf Stellen- oder Funktionsbeschreibungen zurückgegriffen.

3.2 Umweltausschuß

Für einen Transfer umweltrelevanter Vorgaben z.B. im Rahmen eines Umweltprogramms oder aufgrund exekutiver Forderungen ist es erforderlich, daß alle Beteiligten, also Leitung der Einrichtung, Ärzte, Technik oder Pflege in dem für ihren Bereich notwendigen Maße mitwirken. In Ergänzung zu einem oder mehreren Umweltbeauftragten ist es hilfreich diesen Transfer mit Hilfe eines Umweltausschusses zu unterstützen. Er setzt sich in der Regel interdisziplinär aus Angehörigen aller Unternehmensbereiche zusammen. Sie stehen unter der Leitung des Umweltbeauftragten. Zu den Aufgaben eines Umweltausschusses gehören das Entwickeln und Koordinieren von Umweltprojekten oder das Lösen umweltrelevanter Probleme. Seine Tätigkeiten sollten in das Umweltmanagementsystem implementiert werden.

3.3 Umweltmotivation

Erst die Umweltorientierung der Unternehmensführung befähigt die Mitarbeiter, umweltbewußt zu handeln. Das muß die Unternehmensführung im Rahmen ihrer Vorbildfunktion vorleben. Informationsmediale Methoden ergänzen das und transportieren umweltbewußtes Denken zu jedem einzelnen Mitarbeiter. Hierzu bieten sich folgende Methoden an:

- Veranstaltungen und Seminare für Führungskräfte, Betriebsrat, Azubis und Mitarbeiter,
- Broschüren/Veröffentlichungen zur Verfügung stellen,
- Aufstellen eines „Umweltbriefkastens",
- „grünes" Brett,
- Informationen an die Tagespresse über Maßnahmen im Umweltschutz.

Auf diese Weise wird jeder Mitarbeiter einer Einrichtung erreicht. Zusätzlich bietet es sich an, Mitarbeiter in Projekte einzubinden, um den konkreten Bezug, die Betroffenheit und eigenen Handlungsmöglichkeiten in ihrem unmittelbaren Arbeitsumfeld aufzuzeigen. Die bisher angesprochenen Motivationsmethoden berücksichtigen nur den Informationsaustausch von der Leitung zu den Mitarbeitern einer Einrichtung („top-down"). Der umgekehrte Weg sollte ebenfalls genutzt werden („down-top"). Im Rahmen eines Vorschlagswesens oder Arbeitskreises wird das heute bereits in vielen Einrichtungen durchgeführt.

3.4 Überwachungs-, Korrektur- und Vorsorgemaßnahmen

Unter Fehlern sind unbefriedigende Ereignisse zu verstehen, die in der Regel Schäden verursachen. Das können je nach Definition Störungen, Unfälle oder Störfälle sein. Im Sinne einer umweltorientierten Einrichtung, ist es notwendig darauf zu achten, daß Fehler nicht gemacht werden, bzw. daß sie, wenn sie einmal erkannt worden sind, beseitigt und in Zukunft vermieden werden. Jeder Fehler stört den betrieblichen Ablauf. Je nach Schadensschwere ist mit z.T. hohen Kosten, den sog. umweltrelevanten Fehlerkosten zu rechnen. Dem Vorbeugen von Fehlern ist daher ein hoher Stellenwert zuzurechnen.

Die Planung umweltrelevanter Abläufe und deren Einbindung in ein Umweltmanagementsystem verhindert bei konsequenter Umsetzung organisatorisch verursachte Fehler. Sie wird durch die Kontrolle und Überwachung unterstützt. Je nach betriebener Anlage, sind häufig aufgrund rechtlicher Vorgaben Kontrollen bzw. Messungen wie z.B. Abwasseruntersuchungen in einer Abwasserbehandlungsanlage durchzuführen und aufzuzeichnen.

Abweichungen bei Kontrollen offenbaren Fehler, die in der Regel sofort beseitigt bzw. korrigiert werden. Allerdings wird bei einer solchen Sofortmaßnahme nur das Symptom des Fehlers bekämpft. Er könnte daher erneut auftreten. Im Sinne einer vorbeugenden Fehlerbekämpfung ist eine Analyse der Ursache erforderlich. In der Praxis ist zur vorbeugenden Fehlerbekämpfung das Mitwirken aller von einem solchen Fehler betroffenen Mitarbeiter und Bereiche notwendig. Der damit verbundene organisatorische Aufwand macht es erforderlich, daß diese Abläufe im Rahmen des Umweltmanagementsystems zu berücksichtigen.

3.5 Umwelt-Audit

Neben der Kontolle umweltrelevanter Tätigkeiten ist eine Überwachung der Organisation des betrieblichen Umweltschutzes notwendig. Organisatorische Mängel können ebenso wie technische Mängel zu Fehlern und damit zu Schäden für die Umwelt führen. Die normativen Regelwerke der Organisation des betrieblichen Umweltschutzes EMAS und DIN ISO 14001 greifen diesen Aspekt auf und fordern das Durchführen von Audits. EMAS spricht von Umweltbetriebsprüfungen, während DIN ISO 14001 von Umwelt-Audit spricht. Audit steht für „anhören“ (engl., abgeleitet aus lat. audire) und besteht aus vier Schritten:

- Prüfung der Managementdokumentation,
- Interview betroffener Personen,
- Begehung der Einrichtung,
- Ergebnisbericht.

Nach EMAS muß eine Umweltbetriebsprüfung einmal innerhalb von 3 Jahren erfolgen, während DIN ISO 14001 ein jährliches Umwelt-Audit fordert. Das wesentliche Ziel eines Audit ist die objektive, systematische und dokumentierte Überprüfung der Wirksamkeit des Umweltmanagementsystems. Das Audit wird von einem Audit-Team durchgeführt. Es setzt sich aus dem Audit-Leiter, dem Auditierten und in der Regel dem Umweltmanagementbeauftragten (UMB) zusammen. Der Audit-Leiter ist der Auditor. Er leitet das Audit-Team und besitzt fachliche und rhetorische Fähigkeiten. Ein Audit wird geplant und in der zu auditierenden Abteilung rechtzeitig angekündigt. Auf der Basis vorbereiteter Checklisten und dem Zusammenstellen aller Informationen, Nachweise und Dokumente, die als Vorbereitung für ein Audit geprüft werden, werden Mitarbeiter, Ärzte, Pflegekräfte, Techniker und die Leitung einer Einrichtung zu den jeweils umweltrelevanten Aspekten und Tätigkeiten befragt. Die sich anschließende Begehung der Einrichtung, dient der Verifizierung des Gesagten vor Ort. Ziel ist es, die Umsetzung der theoretisch festgelegten Abläufe und Strukturen festzustellen. Alle Antworten und Eindrücke werden schriftlich festgehalten, vom Auditor ausgewertet und als Bericht zusammengefaßt. Darin sind Abweichungen zwischen Theorie und Praxis festgehalten, die eine Korrektur in der Organisation zur Folge haben.

3.6 Überprüfung durch die Unternehmensleitung (Management Review)

Die die umweltorientierte Einrichtung prägende Geschäftsleitung ist dafür verantwortlich, daß die erklärten Grundsätze und Ziele eingehalten und erreicht werden. Im Rahmen eines Management-Reviews überzeugt sie sich davon. Zu diesem Zweck wird vom Umweltmanagementbeauftragten jährlich ein Umweltbericht verfaßt, der den Stand des Umweltmanagementsystems und die Umweltleistungen des Krankenhauses oder Altenheimes wiedergibt. Diesem Bericht werden alle Audit-Berichte des betreffenden Berichtszeitraumes hinzugefügt und der Geschäftsleitung vorgelegt. Diese prüft die Berichte und stellt die Übereinstimmung mit der Umweltpolitik und den Umweltzielen fest. Fallen im Rahmen dieses „Reviews“ Abweichungen auf, veranlaßt sie Maßnahmen zu deren Beseitigung.

3.7 Berichtswesen

Für eine stetige Verbesserung der Umweltleistungen ist es erforderlich, daß alle Tätigkeiten und deren Auswirkungen in Hinblick auf den betrieblichen Umweltschutz nachvollziehbar sind. Daten und Handlungsanleitungen müssen festgehalten werden, damit z. B. Behörden, Kollegen, Anwohner oder Lieferanten entsprechend informiert werden. Der Nachweis von Tätigkeiten erfolgt durch Aufzeichnungen oder Berichte, wie z. B. Meßprotokolle, Entsorgungsbelege oder Audit-Berichte. Vorgaben und Handlungsanleitungen werden in Dokumenten, die elementarer Bestandteil eines Umweltmanagementsystems sind, festgehalten (Abb. 1.8). Als Dokumente gelten das Umweltmanagementhandbuch, -verfahrens und -arbeitsanweisungen. Sie legen Handlungen fest, nach denen im betrieblichen Umweltschutz gearbeitet werden soll. Der Unterschied zwischen einer Umweltverfahrens- (UVA) und Umweltarbeitsanweisung (UAA) ist fließend und wird individuell definiert (Abb. 1.6). Sie werden von einer zentralen Stelle verwaltet, die dafür sorgt, daß jeder Bereich in einem Krankenhaus oder Altenheim mit der aktuellen, gültigen Ausgabe des Dokumentes versorgt ist.

Das Umweltmanagementhandbuch UMH dokumentiert die Organisation des betrieblichen Umweltschutzes und dessen Einbindung in die gesamte Organisation einer Einrichtung. Es beinhaltet das Organigramm und beschreibt die Umsetzung der Forderungen aus DIN ISO 14001 und/oder EMAS. In einem Umweltmanagementhandbuch wird auf einzelne Prozesse verwiesen, die in Form von Umweltverfahrensanweisungen UVA dargestellt sind. Dort werden bereichsspezifisch Abläufe vorgegeben, die auf Umweltarbeitsanweisungen UAA verweisen. Diese stellen in bezug auf den einzelnen Arbeitsplatz konkrete operative Handlungsvorgaben dar.

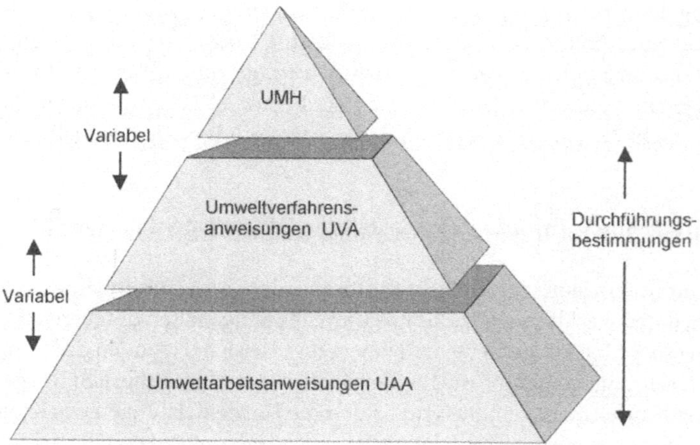

Abb. 1.6. Dokumentenstruktur eines Umweltmanagementsystems

Während Managementdokumente wie UMH, UVA und UAA der internen Kommunikation dienen, werden Informationen für Interessierte außerhalb von Krankenhäusern oder Altenheimen wie folgt bereitgestellt:

- Umwelterklärungen,
- Umweltberichte und
- Zertifikate.

EMAS fordert von Unternehmen und Institutionen, die nach dieser Verordnung agieren wollen, das Bereitstellen einer Umwelterklärung für die interessierte Öffentlichkeit. Sie ist Bestandteil der Validierung (s. oben), die das Ziel hat, die in der Umwelterklärung gemachten Aussagen zu überprüfen. Eine Umwelterklärung nach EMAS wird spätestens alle 3 Jahre verfaßt (in Ausnahmen auch jährlich) und umfaßt u. a. die

- Beschreibung der Tätigkeiten,
- Darstellung der Umweltpolitik und des Umweltmanagementsystems,
- Beurteilung aller wichtigen tätigkeitsspezifischen Umweltfragen,
- Veränderungen zu vorangegangenen Umwelterklärungen.

Umweltberichte sind mit Umwelterklärungen vergleichbar, beziehen sich aber nicht unbedingt auf EMAS. Sie sind in verschiedenen Branchen der deutschen Wirtschaft bereits seit einigen Jahren zu beziehen. Vereinzelt werden sie auch mit „Öko-Bilanz" oder „Öko-Controlling" betitelt.

Ebenso wie Zertifakte über ein funktionierendes Umweltmanagementsystem können Umwelterklärung und -bericht zu Zwecken der Selbstdarstellung und Imagepflege genutzt werden. Nach EMAS validierte Unternehmen werden in regelmäßigen zeitlichen Abständen im Amtsblatt der EU namentlich und öffentlich in einer Liste geführt. Eine solche Liste ist auch auf der Webpage der IHK hinterlegt (http://www.ihk.de). Für Zertifakte existiert kein zentrales „Register" analog zum EMAS-Verfahren. Dort veröffentlicht jedes Zertifizierungsunternehmen ihre eigene (Kunden)-liste mit vergebenen Zertifikaten.

4 Praktische Erfahrungen und Wirtschaftlichkeit

Seit 1995/1996 werden Standards wie EMAS oder DIN ISO 14000ff als „roter Faden" für die Organisationsentwicklung des betrieblichen Umweltschutzes verwendet. Vorreiter sind die Unternehmen aus der Industrie. In bezug auf Krankenhäuser oder Altenheime liegen heute nur begrenzt Erfahrungen vor. Die folgenden Darstellungen beziehen sich daher im wesentlichen auf Eindrücke aus der gewerblichen Wirtschaft. Sie dienen als Anhaltspunkte für Einrichtungen des Gesundheitswesens, damit diese die bereits gemachten negativen Erfahrungen nicht wiederholen.

4.1 Knackpunkte während des Aufbaus von Umweltmanagementsystemen

Entscheidend für den Aufbau und später auch für den „Betrieb" eines Umweltmanagementsystems ist, daß ein Gutachter oder Zertifizierer als unabhängiger Prüfer die

Wirksamkeit des Systems prüft und für gut befindet. Nur so erhält man ein Zertifikat oder wird als ökologisch bewußte Einrichtung europaweit registriert. Dazu ist es entscheidend, standardkonform zu arbeiten. Abweichungen vom Standard können zur Verweigerung des Zertifikates bzw. der Validierung führen. Die Erfahrungen verschiedener Gutachter, Auditoren (Lieback et al. 1996; Stoll 1997, persönliche Mitteilung u. a.) und die des Autors zeigen, daß unabhängig von der Branche häufig vergleichbare Punkte festzustellen sind.

- **Umweltpolitik.** Als Umweltpolitik werden häufig die „guten Managementpraktiken" nach EMAS wiedergegeben, ohne diese auf die speziellen Bedürfnisse des Unternehmens zu transformieren. Das ist zwar im Einklang mit EMAS, spiegelt aber in gewisser Weise das Engagement des Unternehmens wider. Eine mit eigenen Worten wiedergegebene Umweltpolitik zeigt, daß sich ein Unternehmen mit der Thematik auseinandergesetzt hat. Erfahrungsgemäß ist die endgültige Formulierung der Umweltpolitik erst nach der Umweltprüfung sinnvoll. Dann können die zu diesem Zeitpunkt erst bekannten gewordenen Fakten entsprechend berücksichtigt werden.

- **Umweltziele, -programm.** Umweltziele werden oft nicht ausreichend konkret aus der Umweltpolitik abgeleitet. Formulierungen wie z. B. „Verringerung des Energieeinsatzes" oder „Senkung des Abfallaufkommens" sind üblich. Entscheidend ist, konkrete Zahlen und Angaben zu nennen. In anderen Fällen werden Details in umfangreichen Listen als Umweltziele festgelegt. Das führt zu Überlastungen bei dem Versuch die Ziele zu erreichen, birgt die Gefahr des Verzettelns und lenkt von den wesentlichen Umweltauswirkungen ab, die es zu verringern gilt. Ziele müssen quantifiziert sein und sollten im Rahmen des Umweltprogramms umgesetzt werden. Das legt die Verantwortlichkeiten, die benötigten Mittel, wie Finanzrahmen und/oder Material und den Zeitpunkt der Umsetzung fest. Häufig werden diese nicht genannt. Aspekte wie die kontinuierliche Verbesserung und Umweltbetriebsprüfungen/Audits sind obligatorische Forderungen von EMAS/DIN ISO 14001 und gehören nicht ein Umweltprogramm.

- **Neue Produkte, Verfahren und Anlagen.** Werden durch die Umweltpolitik und -ziele bestimmte Maßstäbe gesetzt, so müssen diese umgesetzt werden, ansonsten verliert eine umweltorientierte Unternehmensführung und das gesamte Unternehmen an Glaubwürdigkeit. Entsprechend der Forderung aus EMAS erklären viele Unternehmen sich kontinuierlich zu verbessern. Dazu gehört, daß neue Produkte, Verfahren und Anlagen vor deren erstmaligen Einsatz in Hinblick auf die Auswirkungen auf die Umwelt geprüft werden. Im Rahmen einer Analyse müssen Fragen, wie z. B. „Geht es mit weniger Energie?", „Wo kann Abfall minimiert werden?" oder „Wie können Umweltauswirkungen neuer Produkte insgesamt vermindert werden?", hinreichend beantwortet werden.

- **Mitarbeiterbeteiligung.** Elementar für den Aufbau und Erhalt jeder Organisation ist die Beteiligung der Mitarbeiter. Von deren Einstellung und Motivation ist effektives Arbeiten abhängig. Werden alle Entscheidungen ohne sie dabei einzubinden gefällt und gelangen relevante Informationen nicht immer bis zur operativen Ebene, entsteht der Eindruck nicht dazuzugehören. Als Folge ist die „innere" Kündigung möglich und die Verweigerung aktiv mitzuarbeiten. Kontinuierliche Verbesserung bedeutet, daß alle Mitarbeiter sich neben ihren täglichen Routinearbeiten Gedanken machen, wie Abläufe und Strukturen in Hinblick auf die gesetzten Ziele verbessert werden können. Dazu ist eine Kommunikation zwischen allen Ebenen im Unternehmen erforderlich.

- **Externe Berater.** Unterstützt ein Berater die Organisationsentwicklung im betrieblichen Umweltschutz, ist ein intensiver Austausch zwischen dem Unternehmen und ihm erforderlich. Durch Defizite an dieser Schnittstelle entstehen Ungenauigkeiten in der Aufbau- und Ablauforganisation. Die Interaktion zwischen Berater und Unternehmen hat zum Ziel, das theoretische Gerüst der Standards EMAS oder DIN ISO 14001 zu einem praktikablen Umweltmanagementsystem zu entwickeln. Ein externer Berater hat den Vorteil, nicht „betriebsblind“ zu sein und seine Kompetenz zeit- und damit kostensparend dem Unternehmen zur Verfügung zu stellen. Er stellt einen Kristallisationspunkt dar, an dem sich Kritik und Verbesserungsvorschläge kristallisieren, die ihren Ursprung in der Belegschaft der Einrichtung haben. Für die Einrichtung ist es wichtig, einen Berater auszuwählen, der Erfahrung hat. Sein Beratungskonzept und seine Vorgehensweise muß mit den Vorstellungen im Unternehmen im Einklang stehen.

4.2 Wirtschaftlichkeitsbetrachtung von Umweltmanagementsystemen

Neben dem angestrebten Erfolg, daß Zertifikat oder die Validierung zu erreichen, ist zu Beginn eines solchen Projektes ein Vergleich zwischen Aufwand und Nutzen der Organisationsentwicklung anzustellen. Für ein Unternehmen stehen folgende Aufwandspositionen im Vordergrund:

1) Einsatz interner Mitarbeiter bei der Systemeinführung,
2) Schulung und Weiterbildung der Mitarbeiter,
3) Honorare für externe Berater,
4) Gebühren für Zertifizierer bzw. Gutachter,
5) Gebühren für die Registrierung der Standorte bei den Kammern im Anschluß an die Validierung,
6) Aufwendungen für die Öffentlichkeitsarbeit und Kommunikation.

Entscheidend für den Aufwand und die Projektkosten ist die Organisationsstruktur, Prozeßvielfalt und Umweltrelevanz einer Einrichtung. Aus dem gewerblichen Bereich liegen dazu Untersuchungen vor, die sich auf kleine und mittlere Unternehmen beziehen (Bay.StMfLU 1995):

- Der interne Personalaufwand betrug je nach Unternehmen von etwa 70 bis 300 Tagen. In einem Fall wurde neben dem Umweltmanagementsystem, auch das Qualitäts- und Arbeitssicherheitsmanagementsystem aufgebaut;
- die größten Aufwandsposten sind die Umweltprüfung und der Aufbau des Umweltmanagementsystems, beide zusammen machen etwa ein Drittel des Gesamtaufwands aus;
- der Gesamtaufwand ist relativ unabhängig von der Mitarbeiteranzahl des Unternehmens, entscheidend ist die Vielfalt der Tätigkeiten und Prozesse in Hinblick auf

die Umweltrelevanz. Kleine Unternehmen haben daher pro Mitarbeiter einen überproportional hohen Aufwand im Vergleich zu mitarbeiterstarken Unternehmen;
- im Mittel wurden 30% des Gesamtaufwandes durch einen externer Berater abgedeckt;
- ca. 75% des gesamten Personalaufwandes erfolgt durch die eigenen Mitarbeiter.

Diese Erfahrungen dienen zur Orientierung und sind nicht ohne weiteres auf die Belange in Krankenhäusern oder Altenheime umzusetzen. Die betrachteten Unternehmen unterscheiden sich von diesen durch ihre Größe, Prozesse und die damit verbundene Umweltrelevanz.

Dem betrachteten Aufwand steht ein Nutzen gegenüber, der sich in Abhängigkeit von den ökologischen Rahmenbedingungen in 4 Kategorien unterteilen läßt:

- Kostenminimierung,
- Verbesserung der betrieblichen Organisation,
- Steigern der Wettbewerbsfähigkeit,
- Risikominimierung.

Im einzelnen bedeutet das:

- Steigern der Rechtssicherheit durch Minimieren des Haftungsrisikos und des Risikos Tätigkeitseinbußen durch Betriebs- oder Teilstillegung;
- je nach Versicherung besteht die Möglichkeit durch Verhandeln, die Versicherungsprämie für die Umwelt- oder Betriebshaftpflicht zu senken;
- Schutz der Umwelt durch rationellen Umgang mit knappen Ressourcen; denn knapper werdende Ressourcen führen zu steigenden Kosten, so daß eine frühzeitige Umstellung auf Alternativen und die rechtzeitige Ressourcenschonung die Wettbewerbsfähigkeit sichert;
- Aufdecken von Einsparpotentialen durch das Überwachen der Umweltabgaben. Kurz- und mittelfristig steigen die Entsorgungs-, Energie- und Abwasserkosten. Rechtzeitiges Senken dieser Abgaben durch organisatorische und technische Veränderungen bewirkt eine stabile oder sinkende Sachkostenlage.
- Das Krw/AbfG, BImSchG und andere umweltrechtliche Vorgaben werden dereguliert. Für die Unternehmen, die nach EMAS validiert sind, bestehen dadurch geringere administrative und organisatorische Anforderungen;
- Imagegewinn;
- verbesserte Organisation durch klare und eindeutige Abläufe und Schnittstellenregelungen.

Zu Beginn der Organisationsentwicklung im betrieblichen Umweltschutz besteht ein erhöhter Aufwand vom Aufbau eines Umweltmanagementsystems bis zur Zertifizierung bzw. Validierung. Ein kurz-, mittel- und langfristiger Nutzen und damit verbundener Kapitalrückfluß erfolgt durch die oben genannten Aspekte und ist relativ einfach zu realisieren. Aufgrund der Organisation des betrieblichen Umweltschutzes können im Rahmen des Umweltprogramms und unter Lenkung durch einen Umweltausschuß in relativ kurzer Zeit Aufwendungen gemindert werden. Insbesondere ist es lohnenswert, Synergie-Effekte zu angrenzenden Bereichen zu nutzen. Als Beispiel ist die Verringerung des Bedarfs an Anti-Thrombose-Strümpfen in einem Krankenhaus zu nennen (Anonym 1997). Diese wurden üblicherweise für die Wiederverwendung gewaschen und dem Pflegepersonal in Säcken bereitgestellt. Das Pflegepersonal verzichtetete jedoch auf den Einsatz gewaschener Strümpfe und setzte Neue ein, was hohe Einkaufssummen zur Folge hatte. Die Analyse der Ablauforganisation ergab, daß dem Pflegepersonal nicht zuzumuten war, die in den Säcken unsortiert bereitgestellten Strümpfe, die es in 9 verschiedenen Größen gab, zu sortieren. Heute werden die Strümpfe nach dem Waschen im Rahmen eines Arbeitstherapieprogramms durch die Abteilung Sozialtherapie sortiert und dann dem Pflegepersonal zur Verfügung gestellt. Die jährlichen Kosten haben sich innerhalb von 4 Jahren um ca. 80% von DM 320.000,— auf DM 60.000,— (inkl. Waschen und Sortieren) reduziert. Neben der Kostenersparnis werden Umweltressourcen geschont. Es ist davon auszugehen, daß der erhöhte Wasserverbrauch beim Waschen unterhalb des Wasserverbrauchs bei der Herstellung der Strümpfe liegt. Durch die verringerte Nachfrage nach neuen Strümpfen wird eine unnötige Herstellung vermieden. Im gewerblichen Bereich existieren weitere Beispiele, die kurzfristige monetäre Erfolge aufzeigen. Grundsätzlich müssen sich daher Skeptiker, die eine Notwendigkeit von Umweltmanagementsystemen bezweifeln, fragen, ob die Kosten für eine Verweigerung oder „Nichtteilnahme" zu tragen sind.

5 Ausblick

Die Komplexität des Rechtes und die Effektivität der dort gestellten Forderungen macht effiziente Leistungen im Umweltschutz notwendig. Neben technischer Mängel sind häufig organisatorische Defizite Ursache für mangelnde Umweltleistungen. Insbesondere die Philosophie der Vergangenheit, die Symptome und nicht die Ursachen von Fehlern und Umweltverschmutzung zu bekämpfen, haben zu einer Wandlung vom regulativen Ansatz zur Freiwilligkeit, aktiven Umweltschutz zu betreiben, geführt.

Neben den umweltethischen Gesichtspunkten ist es gerade im Gesundheitswesen, wo Gesundheitsgesetz, Bettenabbau und Pflegeversicherung den Fokus verstärkt auf die Wirtschaftlichkeit der dortigen Einrichtungen gerichtet hat, notwendig, auch im Umweltschutz kostensenkende Maßnahmen zu entwicklen. Krankenhäuser und Altenpflegeheime genießen dabei den Vorteil auf die Erfahrungen der Industrie zurückgreifen zu können und sich deren Instrumente bei der Optimierung des betrieblichen Umweltschutzes zu bedienen.

Die Betrachtung der Organisationsentwicklung des betrieblichen Umweltschutzes in Krankenhäusern oder Altenpflegeheimen und deren Integration in die gesamte Organisation hat verdeutlicht, welcher Aufwand entsteht und welcher Nutzen zu erwarten ist. Durch das Einbinden bestehender Strukturen und Abläufe wird dem Praktiker eine Organisationsentwicklung mit Hilfe standardisierter Organisationsstrukturen, wie die aus EMAS und DIN ISO 14000 ff aufgezeigt. In Zukunft werden diese Standards verstärkt in den Vordergrund rücken: Aufsichtsbehörden, Versicherungen und Banken werden regulative und monetäre Vorteile den Unternehmen zukommen lassen, die den Nachweis einer umweltbewußten Unternehmensführung erbringen können. Ähnliches ist von Patienten und Kassen zu erwarten, die bei ihrer Entscheidung, eine Einrichtung in Anspruch zu nehmen, auch ökologische Gesichtspunkte einfließen lassen.

Der Umweltschutz als Wettbewerbsfaktor wirkt auf dem gesamten Globus und betrifft auch die Einrichtungen des Gesundheitswesens. Gesellschaftliche Forderungen wie die der in Rio de Janeiro 1992 verabschiedeten „Agenda 21" fordern von Jedem, egal ob Kommune, Einzelperson oder Institution einen Beitrag zum Schutz der Umwelt. Gut beraten sind die, die diese Aktivitäten in ihrer Einrichtung effizient, d. h. mit geringem Aufwand und hohem Nutzen einsetzen. Das Ignorieren marktwirtschaftlicher Entwicklungen und Instrumente und die Beschränkung des Handelns auf medizinisch-ethische Argumente bringt keine kontinuierliche Verbesserung der Kostensituation im Gesundheitswesen. Sie führt mittel- oder langfristig zum Verlust der Geschäftsfähigkeit. Gefragt sind ganzheitliche Konzepte, wie zum Beispiel die Philosophie des Total-quality-Management (TQM). Sie bündelt die für eine Organisation entscheidenden Aspekte aus betrieblichen Umweltschutz, Qualitätssicherung, der Geschäftsführung, Mitarbeitermotivation und Patientenzufriedenheit.

Literatur

Anonym (1996) Gemeinsame Grundsätze und Maßstäbe zur Qualität und Qualitätssicherung einschließlich des Verfahrens zur Durchführung von Qualitätsprüfungen nach § 80 SGB XI in vollstationären Pflegeeinrichtungen vom 07.03.1996.

Anonym (1997) Krankenhaus verringert den Bedarf an Antithrombose-Strümpfen. Müllmagazin 2/1997, S. 46

BayStMfLU, Bayerisches Staatsministerium für Landesentwicklung und Umweltfragen (1995) (Hrsg.): Das EG-Öko-Audit in der Praxis – Ein Leitfaden zur freiwilligen Beteiligung gewerblicher Unternehmen am Gemeinschaftssystem für das Umweltmanagement und die Umweltbetriebsprüfung.

Comelli G (1985) Training als Beitrag zur Organisationsentwicklung. Bd 4. In: Jeserich W (Hrsg) Handbuch der Weiterbildung für die Praxis in Wirtschaft und Verwaltung, Carl Hanser, München Wien

DIN EN ISO 9000ff (August 1994) Normen zum Qualitätsmanagement und zur Qualitätssicherung / QM-Darlegung. Beuth, Berlin

DIN ISO 14001 (September 1996) Umweltmanagementsysteme – Spezifikation mit Anleitung zur Anwendung. Beuth, Berlin

EMAS, Environmental Management Audit Scheme (1993) Verordnung (EWG) Nr. 1836/93 des Rates vom 29. Juni 1993 über die freiwillige Beteiligung gewerblicher Unternehmen an einem Gemeinschaftssystem für das Umweltmanagement und die Umweltbetriebsprüfung

Etterlin G, Hürsch P, Topf M (1992) Ökobilanzen – Ein Leitfaden für die Praxis. Wissenschaftsverlag, Mannheim Leipzig Wien Zürich

IQS, Initiative Qualitätssicherung Nordrhein Westfalen e.V. (1997) Q3 – Managementsysteme integrieren (Grundlagen). Dortmund

LfU, Landesanstalt für Umweltschutz Baden-Württemberg (1994) – Umweltmanagement in der metallverarbeitenden Industrie – Leitfaden zur EG-Umwelt-Audit-Verordnung.

Lieback U, Schmallenbach J, Binetti J-C (1996) Schwache Stellen – Bei der Umsetzung des Öko-Audits stellen Umweltgutachter immer wieder die gleichen Defizite fest. Müllmagazin 2:9–11

Zink JK (1995) TQM als integratives Managementkonzept – Das europäische Qualitätsmodell und seine Umsetzung. Carl Hanser, München Wien

Umsetzung des Umweltrechtes am Beispiel eines Krankenhauses

U. Lebkücher

Inhaltsverzeichnis

1 Betrieblicher Umweltschutz in Krankenhäusern

In der heutigen Zeit wird dem aktiven Umweltschutz eine stetig wachsende Bedeutung beigemessen. Noch vor wenigen Jahrzehnten war der betriebliche Umweltschutz wegen der damit verbundenen Kosten für die meisten Betriebe unerwünscht. Die gestiegene Anzahl von gesetzlichen Regelungen, verschärfte Emissionsgrenzwerte und weitreichendere behördliche Überwachungen erlauben es heutzutage den gewerblichen Unternehmen nicht mehr, die vielfältigen Umweltschutzaspekte bei ihren ökonomischen Planungen außer Acht zu lassen.

Von daher ist es auch für die Krankenhäuser von Bedeutung, ihre Auswirkungen auf die Umwelt zu untersuchen und zu vermindern. Die Auswirkungen auf die Umwelt, welche von einem Krankenhaus ausgehen, sind vielfältig. Von daher sind in Krankenhäusern Bereiche des Umweltschutzes organisiert. Die Bereiche der Abfallwirtschaft, des Abwassers, Gefahrstoffe und die Arbeitssicherheit sind vom betrieblichen Umweltschutz zumeist abgedeckt. Zusätzlich werden die Bereiche des Strahlenschutzes und der Gentechnologie erfaßt. Bei der Vielzahl der Bereiche, mit denen sich der Umweltschutz befaßt, wird die Größe des Aufgabengebietes deutlich. Die Aufgaben sind übergreifend und betreffen sowohl die medizinische Betreuung, als auch den technischen Bereich. Zwangsläufig ergibt sich hieraus für den Umweltschutz die zusätzliche Funktion der Koordination und Schnittstelle zwischen allen Bereichen.

Die Aufgabe des betrieblichen Umweltschutzes liegt aber auch in der Einhaltung der gesetzlichen Anforderungen. Die Gesetzgebung, gerade im Umweltrecht, unterliegt einem raschen Wandel, so daß hier ständiger Handlungsbedarf vorliegt.

Durch die Funktion der Schnittstelle und die Einhaltung der gesetzlichen Anforderungen wird deutlich, daß der betriebliche Umweltschutz im Ablauf jeder Abteilung eine Rolle spielt. Von daher sollte dieser ein fester Bestandteil werden und in den Betriebsablauf mit integriert werden.

Die Umweltprüfung bzw. die Überprüfung der Rechtssicherheit eines Krankenhauses wurde für eine Einrichtung mit etwa 1.500 Betten und etwa 5.000 Mitarbeitern durchgeführt.

2 Environmental Management and Audit Scheme – EG-Öko-Audit-Verordnung

2.1 Anforderungen in bezug auf das Krankenhaus

Die Verordnung Nr. 1836/93 des Rates über die freiwillige Beteiligung gewerblicher Unternehmen an einem Gemeinschaftssystem für das Umweltmanagement und die Umweltbetriebsprüfung, das „Environmental Management and Audit Scheme" wird international mit EMAS abgekürzt.

Der Grundgedanke des EMAS ist das „sustainable development", bzw. die nachhaltige Entwicklung des betrieblichen und produktbezogenen Umweltschutzes. Auf Krankenhäuser angewendet bedeutet dies, daß ihnen Eigenverantwortung zur Bewältigung, der von ihnen ausgehenden Umweltbelastungen übertragen wird. Gab es bisher ausschließlich eine Regulierung über die Gesetzgebung, so wird ihnen nun die Möglichkeit gegeben, aktiv in ihrem Bereich an einem Umweltkonzept zu arbeiten.

Die Grundzüge des EMAS werden in Tabelle 2.1 aufgezeigt und kurz erläutert. Eine Einführung zum Aufbau des Environmental Management and Audit Scheme (EMAS) gibt Abb. 2.1.

Die Umsetzung von EMAS erfolgt in mehreren Schritten. Basierend auf einer von der Geschäftsleitung verfaßten Umweltpolitik wird die Umweltprüfung durchgeführt, die Schwachstellen und Defizite bei der Umsetzung der Rechtsvorschriften aufdeckt. Diese Prüfung wird in Form von Checklisten und Input-output-Analysen durchgeführt. Die Umweltpolitik und die einleitende Umweltprüfung werden im Umweltprogramm zusammengefaßt. Im Umweltprogramm werden die zu treffenden Maßnahmen und Ziele festgelegt. Das Programm sollte die Basis für die kontinuierliche Weiterentwicklung im Umweltschutz darstellen. Die Schwachstellen werden korrigiert

Tabelle 2.1. Grundzüge des „Environmental Management and Audit Scheme" (EMAS)

Aufbau eines Umweltmanagementsystems	Integration des betrieblichen Umweltschutzes in den Betriebsablauf
Freiwillige Teilnahme	Keine Regulierung durch staatliche Maßnahmen Es wird die Eigenverantwortung der Betriebe betont
Verpflichtung zur kontinuierlichen Verbesserung	Das EMAS gibt keine Grenzwerte vor und besagt, daß die Unternehmen mit der Teilnahme am EMAS sich verpflichten ihren Umweltstandard kontinuierlich zu verbessern, soweit wirtschaftlich vertretbar.
Standortbezug	Das Unternehmen an einem geographischen Standort wird begutachtet.
Externe Überprüfung durch unabhängige Gutachter	Die externe Überprüfung unterstreicht die Glaubwürdigkeit eines Unternehmens
Veröffentlichung der Umwelterklärung	Es werden die Umweltdaten des Betriebes transparent gemacht
Teilnahme ausschließlich für gewerbliche Unternehmen	Die Teilnahme von Verwaltungen und somit auch Krankenhäusern soll im Frühjahr 1998 neu überdacht werden, so daß diese ebenfalls mit aufgenommen werden.

und parallel dazu ein Umweltmanagementsystem (UMS) installiert, daß in Zukunft den gesamten Umweltschutz eines Krankenhauses organisiert und lenkt. Die Funktionsfähigkeit eines UMS wird durch eine Umweltbetriebsprüfung sichergestellt. Die Umweltbetriebsprüfung stellt ein Umwelt-Audit dar, welches regelmäßig alle Abläufe und den Aufbau des UMS prüft. Eine zu verfassende Umwelterklärung informiert die

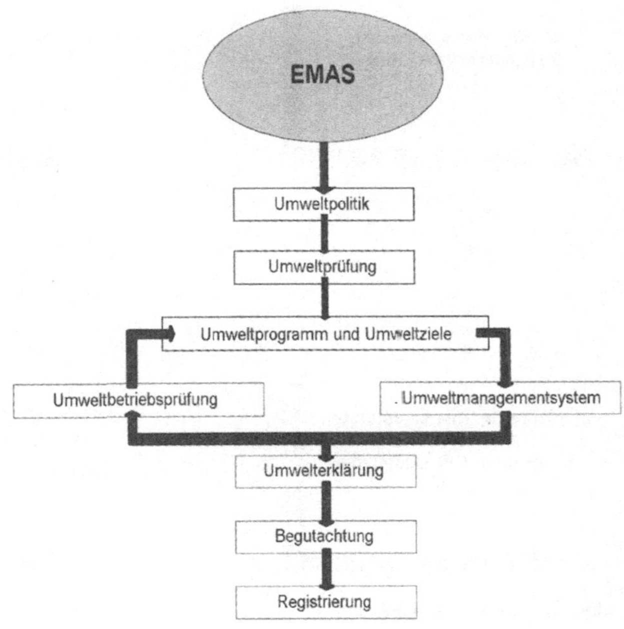

Abb. 2.1. Struktur des EMAS. Die einzelnen Teilschritte werden im Text erläutert

Öffentlichkeit über die Ziele, Maßnahmen und Leistungen im Umweltschutz. Als Überwachungsinstrument dient die Begutachtung durch einen unabhängigen Umweltgutachter, der das in der Umwelterklärung geschriebene im Hinblick auf Realität und Umsetzbarkeit prüft. Bei positiver Begutachtung validiert er die Umwelterklärung. Mit dieser Validierung ist eine mögliche Registrierung bei der zuständigen Kammer möglich. Europaweit werden im Amtsblatt der EU alle validierten Standorte veröffentlicht.

2.2 Ziele und Nutzen für ein Krankenhaus

Die Überlegung eines Krankenhauses sich am EMAS zu beteiligen, hängt von der Zielsetzung und vom Nutzen ab, welches ein solches System, mit sich bringt. Vorrangiges Ziel ist die Beurteilung der Umweltauswirkungen, welche von einem Betrieb ausgehen.

Warum kann ės für ein Krankenhaus wichtig sein sich an diesem System zu beteiligen?

Die Verzahnung zwischen den Umweltauswirkungen, ausgehend von einem Krankenhaus und den verbundenen Auswirkungen auf die Umwelt und damit auf die Gesundheit des Menschen ist in Abb. 2.2 dargestellt.

Von daher sollte das Krankenhaus seine Auswirkungen auf die Umwelt und den Menschen kennen, abschätzen und wenn möglich minimieren, da ihre vorrangige Auf-

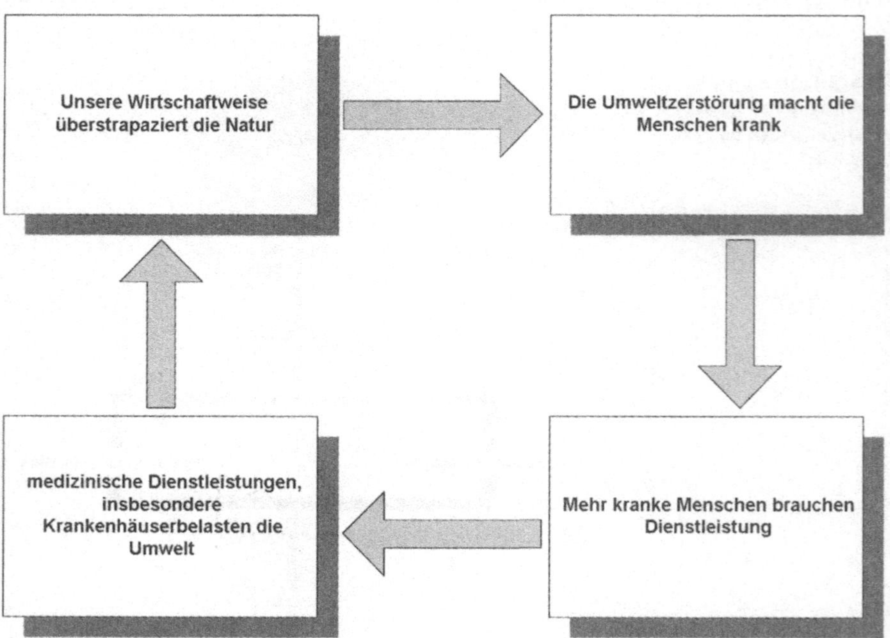

Abb. 2.2. Krankenhaus und Umwelt

gabe in der medizinischen und pflegerischen Betreuung liegt. Durch die Einführung eines UMS werden die unterschiedlichen Betriebsabläufe erfaßt und auf ihre Zusammenhänge hin untersucht. Das EMAS befaßt sich mit dem Aufbau eines UMS und der systematischen und periodischen Überprüfung der Umweltleistungen des Unternehmens. Darüber hinaus lassen sich die Vorteile in vier Punkten zusammenfassen, die im folgenden genauer erläutert werden.

1) Kostenminimierung,
2) Risikominderung,
3) Wettbewerbsvorteile,
4) Verbesserung der Organisation.

Die Kostenminimierung ist ein Resultat aus der ganzheitlichen Betrachtung der Betriebsabläufe, d. h. es werden die Zusammenhänge beispielsweise zwischen den Entsorgungskosten und dem Einsatz von Rohstoffen und den daraus resultierenden möglichen Einsparpotentialen untersucht. Übertragen läßt sich dies auch auf den Energie- und Wasserverbrauch oder auf Verplanschungsverluste beim Umgang mit Chemikalien.

Ein Risiko kann nur minimiert werden, wenn es bekannt und erfaßt ist. Zur Erkennung eines Risikos dienen Betriebsbegehungen und zur Erfassung wird eine Dokumentation aufgebaut. Durch die Begehungen können Schwachstellen im Betrieb aufgedeckt werden und eine gute Dokumentation gibt die Struktur der getroffenen Regelungen und Änderungen im Betriebsablauf wieder. Mit dem Aufbau der Dokumentation und den Begehungen können im Vorfeld mögliche Störfälle oder Unfälle vermieden werden.

Gleichzeitig findet ein rechtlicher Abgleich zur Gesetzeskonformität statt, d. h. das Krankenhaus überprüft die Einhaltung der gesetzlichen Regelungen und baut eine Rechtssicherheit auf.

Der Wettbewerbsvorteil ist ein weiterer Punkt, welcher in naher Zukunft für Krankenhäuser von Bedeutung ist, da durch die Reform in der Krankenhausfinanzierung das Budget der Krankenhäuser geringer wird. Zeitgleich gibt es eine Diskussion über die Verringerung der Bettenzahl in Krankenhäusern. Dies bedeutet, daß die Krankenhäuser sich in ihrer Organisation und Struktur verändern müssen, um nicht vom Markt verdrängt bzw. geschlossen zu werden. Hier könnte der Wettbewerbsvorteil für eine Einrichtung liegen, die sich ein „grünes“ Image gibt, zusätzlich zu ihrer medizinischen Leistung.

Der Aufbau eines UMS hat zum Ziel die Organisationsstruktur, die Zuständigkeiten, die Verfahren und Abläufe der umweltrelevanten Tätigkeiten zu erfassen und zu bewerten. Hierbei wird die gesamte Organisationsstruktur von der obersten Managementebene bis hin zum Anlagenverantwortlichen erfaßt. Für ein Krankenhaus ergeben sich Möglichkeiten ihr Managementsystem und ihre Organisation neu zu strukturieren. Weiterhin werden die Kompetenz- und Verantwortungsbereiche in Kleingruppen zusammen mit den Beschäftigten erarbeitet und festgelegt, so daß jeder Mitarbeiter die Umweltrelevanz seiner Tätigkeit kennt und daraufhin sensibilisiert wird. Mit der Durchführung von Schulungen und die Einbeziehung aller Mitarbeiter in die Entscheidungsprozesse kommt es zu einer besseren Qualifikation der Mitarbeiter und das Verantwortungsbewußtsein innerhalb des Betriebes wird gesteigert.

3 Umweltprüfung

3.1 Vorgehensweise

Die Umweltprüfung stellt die erste umfassende Untersuchung aller umweltrelevanten Auswirkungen des Krankenhauses dar. Im Rahmen eines Projektes wurde eine Umweltprüfung in einem Krankenhaus aus NW mit etwa 1.500 Betten durchgeführt. In Abgrenzung zu der Erfassung von Stoffströmen und der Organisationsanalyse, beschränkt sich der vorliegende Beitrag auf die Schwachstellen bzgl. der Umsetzung rechtlicher Anforderungen. Dabei wurde in folgender Weise vorgegangen.

1. Ausarbeitung der jeweiligen gesetzlichen Grundlagen
2. Erstellen der Checklisten,
3. Umlauf der Checklisten,
4. Auswertung der Checklisten mit Stichproben,
5. Darstellung des Maßnahmenkataloges der Checklisten.

Die Checklisten werden auf der Grundlage der jeweiligen Bundesgesetze, Landesgesetze und Satzungen über die dazugehörigen Verordnungen, Verwaltungsvorschriften und technischen Regeln und Anleitungen erarbeitet. In diesem Zusammenhang ist zu beachten, daß gerade der Bereich der Umweltgesetzgebung einem schnellen Wandel unterliegt, so daß stets die aktuellen Gesetze berücksichtigt werden müssen.

Auf der Grundlage der Gesetzgebung werden die Fragen an ein Krankenhaus formuliert. Im Rahmen des Projektes wurden die Kategorien

- Abfall,
- Umgang mit gefährlichen Stoffen,
- Abwasser- und Wasserversorgung,
- Immissionsschutz

gebildet.

Es empfiehlt sich, die Checklisten nach Themenbereichen zu ordnen und mit einer übergeordneten Frage zu beginnen. Ein Beispiel aus einer Checkliste wäre für den Abfallbereich eine Frage nach den Entsorgungsnachweisen. Die Eingangsfrage wäre, die nach der Grundlage für das Führen von Entsorgungsnachweisen. Wird diese Frage bereits verneint, so sind die weiteren Unterfragen nicht mehr relevant.

3.1.1 Abfall

Eine Übersicht der gesetzlichen Anforderungen für die Abfallentsorgung in Krankenhäusern gibt Tabelle 2.2. Die nicht aufgeführten Verordnungen und Verwaltungsvorschriften waren von vornherein von der Befragung ausgeschlossen, da sie für ein Krankenhaus nicht erheblich sind. Die Einhaltung dieser aufgelisteten Gesetze stellen die Grundlage der Rechtssicherheit eines Krankenhauses in diesem Bereich dar.

Tabelle 2.2. Verordnungen und Gesetze zum Abfallrecht

Vorschrift	Abkürzung
Kreislaufwirtschafts- und Abfallgesetz	KrW-/AbfG
Verordnung über Betriebsbeauftragte für Abfall	AbfBetrbVO
Altölverordnung	AltölV
Verordnung über die Entsorgung gebrauchter halogenierter Lösemittel (LösemittelentsorgungsVO)	HKWAbfV
Zweite allgemeine Verwaltungsvorschrift zum Abfallgesetz (TA Abfall)	2. AbfVwV
Verordnung über die Vermeidung von Verpackungsabfällen (Verpackungsverordnung)	VerpackV
Verordnung zum Verbot von bestimmten die Ozonschicht abbauenden Halogenkohlenwasserstoffen (FCKW-Halon-Verbots-Verordnung)	FCKWVO
Verordnung zur Einführung des Europäischen Abfallkatalogs	EAKV
Verordnung zur Bestimmung von besonders überwachungsbedürftiger Abfälle	BestbüAbfV
Verordnung über Verwertungs- und Beseitigungsnachweise (Nachweisverordnung)	NachwV
Verordnung über Abfallwirtschaftskonzepte und Abfallbilanzen (Abfallwirtschaftskonzept- und -bilanzverordnung)	AbfKoBiV
Verordnung zur Transportgenehmigung (Transportgenehmigungsverordnung)	TgV
Verordnung zur Bestimmung von überwachungsbedürftigen Abfälle zur Verwertung	BestüVAbfV
Gesetz über die Überwachung und Kontrolle der grenzüberschreitenden Verbringung von Abfällen (Abfallverbringungsgesetz)	AbfVerbrG
Landesabfallgesetz	LabfG
Kommunale Satzung über die Abfallentsorgung	

Die Komplexität der abfallrechtlichen Vorgaben verdeutlicht die Schwierigkeit, die jeweiligen aktuellen Gesetze mit seinen neuen Verordnungen einzuhalten. Ungeachtet der Einführung des KrW-/AbfG sind alle Verordnungen zum alten Abfallgesetz derzeit noch gültig, soweit sie nicht explizit durch die neu erlassenen Verordnungen außer Kraft gesetzt wurden. Als Übergangsregelungen können manche Gesetze und Verordnungen allerdings neben den aktuellen Verordnungen angewendet werden.

3.1.2 Umgang mit gefährlichen Stoffen

Zur Übersicht über die gefährlichen Stoffe muß vorab erwähnt werden, daß der Begriff „gefährliche Stoffe" sowohl Gefahrstoffe, Chemikalien, wassergefährdende Stoffe als auch brennbare Flüssigkeiten beinhaltet. Bei der Ausarbeitung dieser Checkliste wurde u. a. die Arbeitssicherheit, der Strahlenschutz, sowie die Gentechnik nicht mit erfaßt, sondern der Schwerpunkt auf den Umgang und die Lagerung der gefährlichen Stoffe gelegt. Grundlage zur Erfassung der gefährlichen Stoffe sind das Chemikaliengesetz (ChemG, Tabelle 2.3), das Gerätesicherheitsgesetz (GSG, Tabelle 2.4), das Wasserhaushaltsgesetz (WHG, Tabelle 2.5, 2.6), sowie das Gefahrgutgesetz (GefahrgutG, Tabelle 2.7).

Tabelle 2.3. Chemikaliengesetz

Vorschrift	Abkürzung
Gesetz zum Schutz vor gefährlichen Stoffen (Chemikaliengesetz)	ChemG
Verordnung zum Schutz vor gefährlichen Stoffen (Gefahrstoffverordnung)	GefStoffV
Technische Regeln für Gefahrstoffe der Reihe 200 und 500	TRGS

Das ChemG gibt Regelungen in bezug auf Umwelt-, Gesundheits- und Arbeitsschutz vor. Das Gesetz, welches 1980 in Kraft trat, versuchte einen einheitlichen Ansatz, für den Umgang mit gefährlichen Stoffen zu finden. Doch die Vielzahl der noch zusätzlich aufgelisteten Gesetze, wie das WHG oder das GSG zeigen, daß es noch kein einheitliches Gesetz für den Umgang mit Gefahrstoffen gibt.

Tabelle 2.4. Gerätesicherheitsgesetz

Vorschrift	Abkürzung
Gesetz über technische Arbeitsmittel (Gerätesicherheitsgesetz)	GSG
Verordnung über Anlagen zur Lagerung, Abfüllung und Beförderung brennbarer Flüssigkeiten zu Lande (Verordnung über brennbare Flüssigkeiten)	VbF
Technische Regeln für brennbare Flüssigkeiten der Reihe 100 und 200	TRbF

Das GSG findet seine Anwendung zum einen für technische Arbeitsmittel, als auch für überwachungsbedürftige Anlagen. Die Anwendung auf Krankenhäuser findet seine Grundlage in den überwachungsbedürftigen Anlagen, welche in § 2 Abs. 2a GSG aufgeführt sind. Wesentlich hierbei ist die Verordnung über brennbare Flüssigkeiten (VbF) und die TRbF der Reihe 100 und 200, welche die allgemeinen Sicherheitsanforderungen, Anforderungen an die Lager, als auch Betriebsvorschriften beinhalten.

Tabelle 2.5. Wasserhaushaltsgesetz

Vorschrift	Abkürzung
Wasserhaushaltsgesetz	WHG
Allgemeine Verwaltungsvorschrift zum Wasserhaushaltsgesetz über die Einstufung wassergefährdender Stoffe in Wassergefährdungsklassen	VwVwS

Das WHG legt im § 19g die Grundlage für Anlagen zum Umgang mit wassergefährdenden Stoffen fest. Dieser Paragraph besagt, daß Anlagen zum Lagern, Abfüllen, Herstellen, Behandeln und Verwenden wassergefährdender Stoffe so beschaffen und betrieben werden müssen, daß Gewässer nicht verunreinigt oder nachhaltig verändert werden. In den landesspezifischen Verordnungen und Richtlinien wird konkret auf die Anforderungen an Anlagen zum Umgang mit wassergefährdenden Stoffen eingegangen.

Tabelle 2.6. Wassergesetz für das Land Nordrhein Westfalen

Vorschrift	Abkürzung
Wassergesetz für das Land Nordrhein-Westfalen (Landeswassergesetz NW)	LWG
Verordnung über Anlagen zum Umgang mit wassergefährdenden Stoffen und über Fachbetriebe	VAwS
Richtlinie zur Bemessung von Löschwasserrückhalteanlagen beim Lagern wassergefährdender Stoffe (Löschwasser-Rückhalte-Richtlinie)	LöRüRL

Tabelle 2.7. Gefahrgutgesetz

Vorschrift	Abkürzung
Gesetz über die Beförderung gefährlicher Güter	GefahrgutG
Verordnung über die innerstaatliche und grenzüberschreitende Beförderung gefährlicher Güter auf Straßen	GGVS
Verordnung über die Bestellung von Gefahrgutbeauftragten und die Schulung der beauftragten Personen in Unternehmen und Betrieben	GbV

Das Gefahrgutgesetz (GefahrgutG) enthält grundsätzliche Vorschriften für alle Verkehrsträger. Der Geltungsbereich erstreckt sich auf die gewerbliche und nichtgewerbliche Beförderung gefährlicher Güter mit Eisenbahn-, Straßen-, Wasser- und Luftfahrzeugen.

3.1.3 Abwasser- und Wasserversorgung

Das WHG ist ein Rahmengesetz, welches von den Ländern mit ihren eigenen Landeswassergesetzen ausgefüllt wird. Gemäß seinem Titel „Gesetz zur Ordnung des Wasserhaushaltes" beschäftigt es sich mit der Bewirtschaftung des Wassers (Tabelle 2.8).

Auch hier zeigt es sich, daß die Umweltgesetzgebung einem ständigen Wandel unterliegt. Die Abwasserverordnung, welche am 21.03.1997 in Kraft trat, soll die RahmenabwasserVwV ersetzen, ist aber bisher nur in Teilen umgesetzt. Von daher sind stets die aktuellen Gesetze zu beachten.

Tabelle 2.8. Gesetzliche Vorschriften zu Abwasser/Wasserversorgung

Vorschrift	Abkürzung
Gesetz zur Ordnung des Wasserhaushalts (Wasserhaushaltsgesetz)	WHG
Allgemeine Rahmen-Verwaltungsvorschrift über Mindestanforderungen an das Einleiten von Abwasser in Gewässer mit ihren Anhängen (Rahmenabwasserverwaltungsvorschrift)	Rahmen-AbwasserVwV
Verordnung über Anforderungen an das Einleiten von Abwasser in Gewässer und zur Anpassung der Anlage des Abwasserabgabengesetzes (Abwasserverordnung)	AbwV
Verordnung über Trinkwasser und über Wasser für Lebensmittelbetriebe (Trinkwasserverordnung)	TrinkwV

Tabelle 2.8. (Fortsetzung)

Gesetz über Abgaben für das Einleiten von Abwasser in Gewässer (Abwasserabgabengesetz)	AbwAG
Wassergesetz für das Land Nordrhein-Westfalen (Landeswassergesetz NW)	LWG
Ordnungsbehördliche VO über die Genehmigungspflicht für die Einleitung von Abwasser mit gefährlichen Stoffen in öffentlichen Abwasseranlagen (Indirekteinleiterverordnung)	VGS
Verordnung zur Selbstüberwachung von Kanalisation und Einleitungen von Abwasser aus Kanalisationen im Mischsystem und im Trennsystem (Selbstüberwachungsverordnung Kanal)	SüwV Kan
Satzung über die Abwasserbeseitigung	

3.1.4 Immissionsschutz

Das Bundes-Immissionsschutzgesetz (BImSchG) ist das zentrale Gesetz zur Luftreinhaltung und Lärmbekämpfung, welches 1974 in Kraft trat. Seit seiner letzten Änderung im April 1997 gibt es mittlerweile 26 Durchführungsverordnungen, die Bundes-Immissionsschutzverordnungen (BImSchV) zu diesem Gesetz (Tabelle 2.9).

Tabelle 2.9. Gesetzliche Vorschriften zum „Immissionsschutz"

Vorschrift	Abkürzung
Bundesimmissionschutzgesetz	BImSchG
Verordnung über Kleinfeuerungsanlagen	1. BImSchV
Verordnung zur Emissionsbegrenzung von leichtflüchtigen Halogenkohlenwasserstoffen	2. BImSchV
Verordnung über genehmigungsbedürftige Anlagen	4. BImSchV
Verordnung über Immissionsschutz- und Störfallbeauftragte	5. BImSchV
Verordnung zur Auswurfbegrenzung von Holzstaub	7. BImSchV
Emissionserklärungsverordnung	11. BImSchV
Störfall-Verordnung	12. BImSchV
Verordnung über Großfeuerungsanlagen	13. BImSchV
Verordnung zur Begrenzung der Kohlenwasserstoffemissionen bei der Betankung von Kraftfahrzeugen	21. BImSchV

3.1.5 Projektdurchführung

Die Checklisten werden an die jeweils zuständigen Stellen abgegeben, so daß der zuständige Mitarbeiter sein Aufgabengebiet bearbeitet. Es wurde die Methode der Mitwirkung des zuständigen Mitarbeiters gewählt, da dieser dadurch gleichzeitig bzgl. der Umweltauswirkungen sensibilisiert wird.

Zweckmäßig ist es, mit den Mitarbeitern einen Zeitplan zu erstellen, an denen die Checklisten ausgefüllt sind.

Tabelle 2.10. Bewertungskriterien bzgl. der Einhaltung umweltrelevanter Gesetze

Bezug zur Checkliste	Gesetzliche Grundlage	Inhalt	Bedeutung für das Krankenhaus	Erfüllungsgrad
Gliederungspunkt	Angabe des Gesetzes mit Paragraphen		+ trifft auf das Krankenhaus zu – trifft nicht zu	+ wird erfüllt – wird nicht erfüllt 0 teilweise erfüllt ? unbekannt

Die Auswertung der Checklisten wird aufgrund der besseren Übersicht in Tabellenform durchgeführt. Folgende Kriterien wurden für eine Bewertung berücksichtigt.

Anhand von Tabelle 2.10 kann nun eine erste Bewertung über die Einhaltung der umweltrelevanten Gesetze stattfinden. In der Praxis zeigte es sich, daß die Checklisten nicht immer sorgfältig ausgefüllt werden, bzw. es ergeben sich z. T. Widersprüche in den Antworten. Diesbezüglich sollte dann vor Ort noch einmal der zuständige Mitarbeiter befragt werden, um die Sachverhalte zu klären. Parallel dazu bietet sich eine stichprobenartige Überprüfung der einzelnen Bereiche an.

Anhand der aufgedeckten Schwachstellen und deren Beurteilung wird für ein Krankenhaus ein Maßnahmenkatalog erstellt, in dem Verfahrensweisen beschrieben sind, welche die Defizite ausgleichen können. Bei erheblichen Defiziten sollte zusätzlich eine Prioritätenliste erstellt werden, um die Behebung zu systematisieren.

3.2 Ergebnis der Schwachstellenanalyse

Die Ergebnisse der Analyse beziehen sich in verkürzter Form auf die Bereiche Abfall, Abwasser- und Wasserversorgung, Umgang mit gefährlichen Stoffen und Immissionsschutz. Die jeweils spezielle Angabe der Paragraphen entfällt.

Für die Abfallwirtschaft läßt sich zusammenfassend sagen, daß keine erheblichen Defizite erkennbar sind. Als Mangel muß angesehen werden, daß das DSD nicht in Anspruch genommen wird.

Für den Bereich „Abfall" sind die Ergebnisse der Schwachstellenanalyse in der Tabelle 2.11 dargestellt.

Ein Grundsatz des KrW-/AbfG ist die Zielhierarchie: die Vermeidung ist vor der Verwertung zu wählen, diese hat wiederum Vorrang vor der Beseitigung. Diesen Anspruch erfüllt das Krankenhaus in bezug auf die Verwertung nicht. Ob sich der Aufwand an Personal und Reinigungsmitteln gegenüber dem Preisunterschied im Einkauf lohnen würde, müßte berechnet werden und mit den Hygienemaßnahmen, die in Krankenhäusern wichtig sind, abzuwägen.

In der „Abwasser und Wasserversorgung" zeigten sich die Defizite häufig durch die nicht geklärten Zuständigkeiten oder Unkenntnis über die Gegebenheiten vor Ort. Ferner waren die gesetzlichen Grundlagen nicht im erforderlichen Maße bekannt. Dieser Bereich müßte detaillierter untersucht werden, um die Schwachstellen, wie z. B. das Fehlen wasserrechtlicher Genehmigungen, zu beheben. Weiterhin gab es Schwierigkeiten beim Überschreiten von Grenzwerten, bei denen der Verursacher nicht eindeutig festgestellt werden konnte.

Tabelle 2.11. Schwachstellenanalyse im Bereich „Abfall“

Themenbereiche	Inhalt	Bedeutung für ein Krankenhaus	Erfüllungsgrad	Bemerkung
Allgemeine Angaben	Abfallkataster	+	+	nur für besonders überwachungsbedürftige Abfälle
Anforderungen an die Rechtsvorschriften	Vorlage der aktuellen Rechtsvorschriften	+	+	hinzu kommt die Beachtung neuer Vorschriften
Abfallbetriebsbeauftragter	Aufgaben und Pflichten des Betriebsbeauftragten	+	+	
Abfallwirtschaftskonzept	Erstellen eines Konzeptes für fünf Jahre	+	+	Grundlage ist das LAbfG für NW
Abfallbilanzen		+	+	Grundlage ist das LAbfG für NW
Abfallsammelstellen, Abfallbehälter	Nachweis für besonders überwachungsbedürftige und überwachungsbedürftige Abfälle zur Verwertung und Beseitigung	+	+	Grundlage hierfür ist die kommunale Satzung
Behandlung von Abfällen	besonders überwachungsbedürftige Abfälle nach der TA Abfall	–	–	Anwendungsbereich trifft nicht zu
Entsorgungsnachweise	Nachweise gemäß des KrW-/AbfG	+	+	
Transportgenehmigung		–	–	trifft für dieses Krankenhaus nicht zu
Altöle	Aufarbeitung von Altölen	+	+	
Kommunale Satzung	Anschluß und Benutzung der spezifizierten Abfälle	+	+	
Halogenierte Lösemittel	Anwendungsbereich	–	–	die Fragen wurden nicht beantwortet, obwohl diese Verordnung zutrifft
Fluorchlorkohlenwasserstoffhalon (FCKW-Halon)		+	?	
Großküche	Kantinen- und Küchenabfälle	+	+	Die Abfälle werden z. T. verwertet oder mit dem Hausmüll abgefahren
Abfallverbringung	sachlicher Geltungsbereich nach AbfVerbrG	–	–	
Verwertung	– Rückgabe von Transport- und Umverpackungen – Teilnahme am DSD	+ +	+ –	
Vermeidung	Grundsatz des KrW-/AbfG	+	0	es gibt Überlegungen
Sonstige Abfälle	AtomG, Tierkörperbeseitigungsgesetz	+	+	

Für den Bereich „Abwasser und Wasserversorgung" sind die Ergebnisse der Schwachstellenanalyse in Tabelle 2.12 dargestellt.

Im Bereich „Abwasser- und Wasserversorgung" zeigten sich die größten Defizite in der Unkenntnis der jeweiligen Mitarbeiter. Hier müßten Schulungen der Mitarbeiter durchgeführt werden, damit sie zum einen Kenntnis über die aktuellen gesetzlichen Grundlagen erhalten und als Folgerung hieraus z. B. die wasserrechtlichen Genehmigungen einholen und die Abwasser- und Wasserverbräuche erfassen. Ein weiterer Schwerpunkt muß auf die Einhaltung der Grenzwerte gelegt werden. Hier muß der Verursacher gefunden werden, welches sich bei der Größe dieses Krankenhauses als recht schwierig erwies.

Beim „Umgang mit gefährlichen Stoffen" zeigten sich z. T. erhebliche Defizite. Es erwies sich, daß einige Schwachstellen den zuständigen Mitarbeitern bekannt waren. Zur Behebung der Defizite war aber die Mitarbeit der unterschiedlichen Labore und Institute erforderlich.

Tabelle 2.12. Schwachstellenanalyse im Bereich „Abwasser- und Wasserversorgung"

Themenbereiche	Inhalt	Bedeutung für ein Krankenhaus	Erfüllungsgrad	Bemerkung
Allgemeine Angaben	Abwasserkataster	+	+	
Anforderungen an die Rechtsvorschriften	Vorlage der aktuellen Rechtsvorschriften	+	+	hinzu kommt die Beachtung neuer Vorschriften
Gewässerschutzbeauftragter	Bestellung	–	–	
Grundwasser- und Wasserschutzzone	z. B. Einleitung von Grundwasser	–	–	keine Grundwasserförderung
Kanalisation	Kanalpläne	+	+	weiterhin gelten hier die Gesetze des Landes NW
Abwassereinleitung	kommunale Abwassersatzung	+	0	die Fragen wurden z. T. falsch beantwortet oder die Anforderungen wurden nicht eingehalten
Wasseraufbereitung	Kühlsysteme, Dampferzeugung	+	0	
Mineralölhaltiges Abwasser	Anwendungsbereich mit seinen Anforderungen	+	–/?	Die Fragen wurden entweder falsch oder gar nicht beantwortet
Zahnbehandlung	Amalgamabscheider	+	+	
fotografische Prozesse	Anwendungsbereich und Einhaltung der Grenzwerte	+	0	es findet keine Überwachung der Grenzwerte statt
Großküche	Fettabscheider gemäß der kommunalen Abwassersatzung	+	+	

Für den Bereich „Umgang mit gefährlichen Stoffen“ sind die Ergebnisse der Schwachstellenanalyse in Tabelle 2.13 dargestellt.

Die Defizite beim Umgang mit gefährlichen Stoffen sind auffällig. Schwerpunkt zur Behebung der Defizite ist die Erstellung des Gefahrstoffverzeichnisses sowie der Betriebsanweisungen. Zur Erstellung des Gefahrstoffverzeichnisses wurden bereits Maßnahmen getroffen, wobei das Verzeichnis die Grundlage für die Beseitigung anderer Defizite, wie z. B. die Erfassung der Lager mit beseitigen kann. Die Lösung ist die Einführung eines Gefahrstoffmanagements, welches direkt die Ein- und Ausgänge der Chemikalien registriert.

Weiterer Handlungsbedarf liegt in der Schulung der Mitarbeiter. Zum einen die Schulung der Fachvorgesetzten zur Verdeutlichung ihrer Aufgaben und zum anderen der Mitarbeiter im Umgang mit den Gefahrstoffen.

Für den Bereich „Immissionsschutz“ sind die Ergebnisse der Schwachstellenanalyse in Tabelle 2.14 dargestellt.

Tabelle 2.13. Schwachstellenanalyse für den Bereich „Umgang mit gefährlichen Stoffen“

Themenbereiche	Inhalt	Bedeutung für ein Krankenhaus	Erfüllungsgrad	Bemerkung
Allgemeine Angaben	Gefahrstoffkataster	+	–	im Aufbau
Anforderungen an die Rechtsvorschriften	Vorlage der aktuellen Rechtsvorschriften	+	+	hinzu kommt die Beachtung neuer Vorschriften
Erfassung	Ermittlungspflicht	+	–	im Aufbau
Sicherheitsdatenblätter	Verfügbarkeit und Aktualisierung	+	–	60–70% vorhanden
Betriebsanweisungen	gemäß § 20 GefstoffV und TRGS 555	+	?	
Kennzeichnung	Kennzeichnung von Abfällen mit gefährlichen Eigenschaften und Kennzeichnung für den Handgebrauch	+	0	durch die Größe des Krankenhauses teilweise nicht bekannt
Lager	Grundlage § 24 GefStoffV	+	0	
	Umsetzung der jeweiligen gesetzlichen Anforderungen an Lager	+	+	es handelt sich um ein anzeigebedürftiges Lager
	Zusammenlagerung	+	+	
	Sicherheitsvorkehrungen	+	0	pauschale Antwort
Anforderungen an das Personal	z. B. Schulung der Mitarbeiter	+	0	Verweis auf Betriebsanweisungen, welche nicht in allen Bereichen vorliegen
Störfallmaßnahmen	z. B. Katastrophenpläne	+	–	
Transport	Transport gemäß GGVS	+	+	
Gefahrgutbeauftragter	Anforderungen und Schulung	+	+	

Tabelle 2.14. Schwachstellenanalyse im Bereich „Immissionsschutz“

Themenbereiche	Inhalt	Bedeutung für ein Krankenhaus	Erfüllungsgrad	Bemerkung
Anforderungen an die Rechtsvorschriften	Vorlage der aktuellen Rechtsvorschriften	+	+	hinzu kommt die Beachtung neuer Vorschriften
Immissionsschutzbeauftragter		–	–	
Genehmigungsbedürftige Anlagen	Anwendung und Emissionserklärung	+	+	

Im Bereich „Immissionsschutz“ zeigte es sich, daß diesem keine große Bedeutung für das Krankenhaus zukommt. Dies gilt aber im Einzelnen für jedes Krankenhaus zu überprüfen, da die verschiedenen Verordnungen, wie z. B. die 2. BImSchV für chemische Reinigungsanlagen mit leichtflüchtigen Halogenkohlenwasserstoffen für einige Krankenhäuser zutreffen können. Es lassen sich keine erheblichen Defizite feststellen. Es zeigte sich, daß nur etwa ein Drittel der Fragen für dieses Krankenhaus relevant waren.

Abschließend sollte noch erwähnt werden, daß die Mitarbeit bei der Durchführung der Schwachstellenanalyse recht unterschiedlich war. Dies läßt sich an der relativ langen Zeitspanne zur Durchführung des Projektes aufzeigen, die auf mangelnde Kooperationsbereitschaft zurück zuführen ist.

4 Zusammenfassung

Zusammenfassend läßt sich sagen, daß das Ziel die Überprüfung der Rechtssicherheit in den Bereichen Abfall, Abwasser- und Wasserversorgung, Umgang mit gefährlichen Stoffen und Immissionsschutz durch den Einsatz von Checklisten erfolgreich durchgeführt wurde.

Grundlage der Vorgehensweise war die Umweltprüfung nach dem EMAS. Die Schwachstellen wurden anhand von Checklisten aufgedeckt, die zuvor erarbeitet und auf die möglichen Anforderungen einer Einrichtung der medizinischen Versorgung ausgerichtet waren. Hintergrund war diese Checklisten allgemeingültig zu verfassen, so daß gleichzeitig die Relevanz für dieses Krankenhaus mit überprüft wurde.

In Abbildung 2.3 wird die Quote in Prozent, der für dieses Krankenhaus zutreffenden Fragen dargestellt.

Aus Abbildung 2.3 ist erkennbar, daß die Bereiche Abfall, Abwasser und Umgang mit gefährlichen Stoffen für ein Krankenhaus von großer Bedeutung sind. Dagegen scheint für dieses Krankenhaus der Immissionsschutz eine eher untergeordnete Rolle zu spielen.

In der nachfolgenden Abbildung 2.4 wird der Erfüllungsgrad der zutreffenden rechtlichen Anforderungen dargestellt.

Es ist ersichtlich, daß die Erfüllung der rechtlichen Anforderungen lediglich im Bereich Immissionsschutz vollständig erzielt werden konnte (Abb. 2.4). Allerdings waren

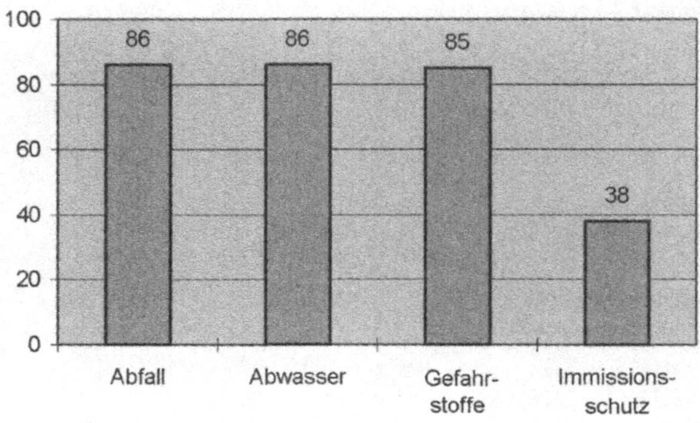

Abb. 2.3. Relevanz der Fragen für das Krankenhaus in %

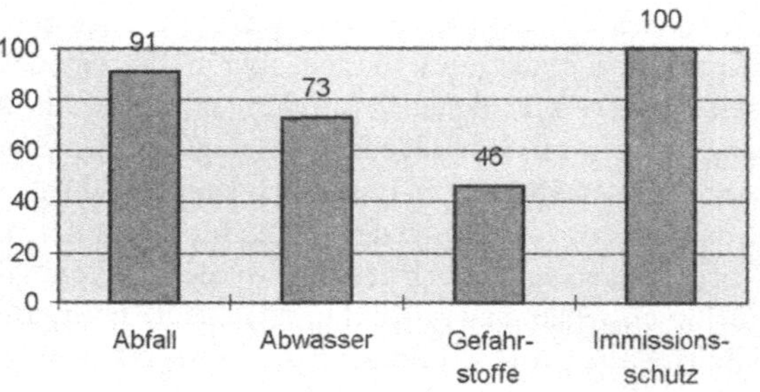

Abb. 2.4. Erfüllungsgrad des Krankenhauses

hier nur die vorliegenden Rechtsvorschriften in bezug auf genehmigungsbedürftige Anlagen und den daran geknüpften Anforderungen für das Krankenhaus von Bedeutung. Weitere Fragen, beispielsweise nach nichtgenehmigungsbedürftigen Anlagen wurden als nicht zutreffend beantwortet.

Mit einem Erfüllungsgrad von 91% liegt der Abfallbereich an zweiter Stelle. Schwerwiegende Defizite liegen hier nicht vor. Es mangelt nur an geeigneten Strategien zur Abfallvermeidung. Im Abwasserbereich werden bei einem Erfüllungsgrad von 73% bereits erhebliche Mängel offenkundig. Einerseits gründen diese in den Defiziten bezüglich der Rechtssicherheit, wie z. B. fehlende wasserrechtliche Genehmigungen, andererseits fehlt es aber auch an der notwendigen Sachkenntnis der befragten Mitarbeiter. Erhebliche Schwachstellen zeigten sich beim Umgang mit gefährlichen Stoffen. Mit einem Erfüllungsgrad von nur 46% ist hier akuter Handlungsbedarf gegeben. Die Schwachstellen waren z. T. bekannt und sind auf die fehlende Erfassung der gefährlichen Stoffe zurückzuführen. Mit der Einführung des Gefahrstoffmanagements wird ein Großteil dieser Schwachstellen behoben werden.

5 Ausblick

Das Projekt hat verdeutlicht, daß durch die Einführung des Environmental Management and Audit Scheme (EMAS) bzw. nach der Umweltprüfung das Krankenhaus mehr Rechtssicherheit erlangen würde. Die Mitarbeiter wären im Umweltrecht geschult und die Einhaltung der gesetzlichen Anforderungen wäre gewährleistet. Durch die systematische Erfassung der Stoffströme können auch die Kosten gesenkt werden. Weitere hier nicht genannte Ansätze sind z. B. die Energiewirtschaft, der ökologisch orientierte Einkauf und die Organisation des betrieblichen Umweltschutzes. Bei der berichteten Umsetzung von EMAS treten in anderen Wirtschaftszweigen vergleichbare Probleme auf. Diese konnten allerdings auf diesem Gebiet schon seit einigen Jahren Erfahrungen sammeln. Zu beachten ist in diesem Zusammenhang die Novellierung der EMAS im Frühjahr 1998. Es wird erwartet, daß die Krankenhäuser dort Berücksichtigung finden.

Aufgrund der Veränderungen im Gesundheitswesen bietet sich die Teilnahme am EMAS ebenfalls an. Durch den zunehmenden finanziellen Druck und der Konkurrenz untereinander steht den Einrichtungen der medizinischen Versorgung bereits eine Änderung ihrer Organisationsstruktur bevor. Hier kann mit der Einführung des EMAS, als ein Teil der neuen Struktur angesetzt werden. Es bestünden bessere Wettbewerbschancen, da heute nicht mehr nur die ärztliche und pflegerische Leistung bei der Entscheidung eines Patienten für ein Krankenhaus, sondern auch Aspekte, wie z. B. das „grüne Image" eines Hauses, ausschlaggebend sind.

Basis jeder Aktivität bzgl. EMAS, ist der Wille Aller mitzuarbeiten, d. h. die Bereitschaft zur Teilnahme wird von der Geschäftsführung gewollt, kann aber nur durchgeführt werden, wenn es von allen mitgetragen wird.

Literatur

Kissel G, Lebkücher U (1997) Schwachstellenanalyse in einem Krankenhaus. Diplomarbeit, Fachhochschule Münster

Landesanstalt für Umweltschutz und Ministerium für Umwelt und Verkehr, Karlsruhe (1996) Umweltmanagement für Krankenhäuser

Ministerium für Umwelt, Natur und Forsten des Landes Schleswig-Holstein (1996) Praxisleitfaden Umweltaudit. Instrumente für eine umweltorientierte Unternehmensführung

Sietz M (1992) (Hrsg) Umweltbewußtes Management. Plottner, Taunusstein

Winter G (1993) Das umweltbewußte Management. 5. Aufl. Beck, München

Erstellung einer Ökobilanz für ein Krankenhaus

M. Haubrock

Inhaltsverzeichnis

1 Vorbemerkungen

Aufgrund der fortschreitenden Umweltzerstörung hat die Bedeutung des Umweltschutzes seit Beginn der siebziger Jahre zugenommen. Heute werden die Folgen der Umweltzerstörung, die z. B. durch das Auftreten des sog. Treibhauseffektes oder durch die Boden- und Gewässerbelastung eingetreten sind, deutlich.

Unter dem Gesichtspunkt, daß die Umwelt nur begrenzte Ressourcen zur Verfügung stellt und die natürliche Regenerationsfähigkeit stark gefährdet ist, ist hier die Notwendigkeit einer ressourcenschonenden Inanspruchnahme gegeben. Gerade den Einrichtungen im Gesundheitswesen kommt hierbei eine zentrale Bedeutung zu. Diese Vorreiterrolle ergibt sich aus der Aufgabenstellung dieser Unternehmen, nämlich Gesundheit zu fördern, zu erhalten bzw. wiederherzustellen. Auf dem Hintergrund, daß es zwischen dem Gesundheitszustand der Menschen und dem Grad der Umweltbelastung Interdependenzen geben kann, muß es für diese Einrichtung eine wesentliche Aufgabe sein, die Umwelt so gering wie möglich zu belasten.

Ein weiterer Aspekt ist die gesamtökonomische Bedeutung dieses Gesundheitssektors. Wendet dieser Wirtschaftszweig bei seiner Leistungserstellung die Prinzipien des Umweltschutzes an, so wird diese Handlungsweise bei anderen Wirtschaftsunternehmen Nachahmungseffekte auslösen.

Aus der Krankenhausstatistik „Zahlen, Daten, Fakten" der Deutschen Krankenhausgesellschaft, die 1997 veröffentlicht worden ist, wurde für das Jahr 1995 in der Bundesrepublik Deutschland eine Kapazität von 79.0756 Planbetten in 3.698 Krankenhäusern und Vorsorge- oder Rehabilitationseinrichtungen ermittelt. Das bedeutet, daß Ende 1995 für je 10.000 Einwohner 74,6 Betten in Krankenhäusern zur Verfügung standen. Nach Expertenschätzungen betrugen 1994 die jährlichen Gesundheitsausgaben der gesetzlichen und privaten Krankenversicherungen für die Dienstleistungsbranche „Krankenhaus" mit ihren etwa 1,1 Mio. Mitarbeitern über 106 Mrd. DM. In Deutschland werden jährlich etwa 15 Mio. Patienten stationär versorgt. Somit ist eine Beanspruchung natürlicher Ressourcen in einem bestimmten Umfang unvermeidbar. Vor dem Hintergrund steigender Abfallmengen stellt sich jedoch auch oder gerade für die Krankenhäuser die Frage der Vermeidung und Verringerung der Abfallmengen.

Aufgrund der oben aufgeführten Zahlen wird deutlich, daß der Krankenhaussektor eine erhebliche volkswirtschaftliche Bedeutung hat. Das läßt sich auch anhand der Gesundheitsquote belegen. Diese Quote gibt den Anteil der direkten Gesundheitsleistungen am Sozialprodukt an. Die Gesundheitsquote betrug nach den vorläufigen Ergebnissen 1995 11,9 v.H. des Bruttoinlandprodukts. Hieraus läßt sich folgern, daß der wirtschaftliche Wohlstand der Bundesrepublik Deutschland zu etwa einem Zehntel durch Gesundheitsleistungen erbracht worden ist. Wird das Sozialbudget, die Summe aller erbrachten Sozialleistungen, als Vergleichsgrundlage genommen, so betrug der Anteil der Gesundheitsleistungen am Sozialbudget in dem gleichen Jahr 34,8%.

Die Krankenhäuser haben eine zweckmäßige, ausreichende und angemessene medizinische und pflegerische Versorgung, die im Rahmen einer wirtschaftlichen Leistungserbringung zu erfolgen hat, zu garantieren. Ein Krankenhaus muß bei der Patientenbehandlung, um die gesetzlich fixierte Versorgungsaufgaben realisieren zu können, neben den Dienstleistungen und den Sachgütern auch die ökologischen Produktionsfaktoren Luft, Wasser und Boden in Anspruch nehmen bzw. verbrauchen.

Nach den Ausführungen von Isenmann u. Berges (1997) verbraucht ein Krankenhauspatient im Rahmen seiner Krankenhausbehandlung im Durchschnitt pro Tag etwa 80 kWh Wärmeenergie, bis zu 30 kWh elektrische Energie, etwa 500 Liter Wasser und er verursacht etwa 6 kg Abfall. Damit erzeugt ein Patient etwa 6mal mehr Abfall als ein nicht stationär behandelter Durchschnittsbürger.

Gerade das inzwischen auch für Krankenhäuser relevante unternehmerische Wirtschaftlichkeitsgebot, das traditionell auf dem *End-of-pipe-Konzept*, auch *Konzept der Durchlaufwirtschaft* genannt, basiert, hat in der Vergangenheit dazu geführt, daß eine Überbeanspruchung natürlicher Ressourcen eingetreten ist. Nach diesem Konzept der Durchlaufwirtschaft wird die Umwelt als Reservoir der natürlichen Bodenschätze (Input) und als Abfallbecken (Output) angesehen. Die sich hieraus ergebenden Schadensbeseitigungen bzw. -minderungen mußten in Form von *sozialen Kosten* getragen werden bzw. müssen immer noch von der Allgemeinheit finanziert werden. Die *ökologische Schadensbilanz* der Bundesrepublik Deutschland zeigt die Auswirkungen dieser Sichtweise (Tabelle 3.1).

Tabelle 3.1. Die ökologische Schadensbilanz der Bundesrepublik Deutschland. (Aus Ossendorf 1994, S. 10)

Ökologische Schadensbilanz der Bundesrepublik Deutschland Schadenspositionen	Schadenskosten (in Mrd. DM pro Jahr)
Luftverschmutzung	rund 48,0 Mrd. DM
– Gesundheitsschäden	über 2,3–5,8
– Materialschäden	über 2,3
– Tierschäden	über 0,1
– Schädigung der Freilandvegetation	über 1,0
– Waldschäden	über 5,5–8,8
Gewässerverschmutzung	weit über 17,6 Mrd. DM
– Ertragsausfälle der Fischereiwirtschaft	weit über 0,25
– Kosten der Trink- und Brauchwasserversorgung	weit über 9,0
– Verringerter Freizeit- und Erholungswert	über 7,0
– Ästhetikverluste bei den Anwohnern	über 1,0
– Weitere „rechenbare" Schäden (z. B. Seevogelopfer, Tankerunfälle)	über 0,35
Bodenbelastung	weit über 5,2 Mrd. DM
– Tschernobyl und „Tschernobyl-Vermeidungs-Kosten"	über 2,4
– Altlastensanierung	über 1,7
– Kosten der Biotop- und Arterhaltung	über 1,0
– Sonstige Boden Kontaminationen	weit über 0,1
Lärm	über 32,7 Mrd. DM
– Produktivitätsverluste	über 3,0
– „Lärmrenten"	über 0,4
– Wohnwertverluste	über 29,3
„Rechenbare" Schäden gesamt	weit über 103,5 Mrd. DM

Aus Tabelle 3.1 wird deutlich, daß jährlich über 100 Mrd. DM „rechenbare" Schäden durch Luft- und Gewässerverschmutzung sowie durch Bodenbelastung und Lärm eintreten.

Ein wesentlicher Teil dieser Schäden wird durch *Abfälle* verursacht. Als Abfälle sollen hierbei z. B. stoffliche Rückstände, feste Abfälle, Reststoffe, Altprodukte und gebrauchte Materialien verstanden werden.

Im „ Gesetz zur Förderung der Kreislaufwirtschaft und Sicherung der umweltfreundlichen Beseitigung von Abfällen (Kreislaufwirtschafts- und Abfallgesetz – KrW/AbfG)", das am 7. Oktober 1996 in Kraft getreten ist, wird in § 3 Abs. 1 Abfall wie folgt definiert: „Abfälle im Sinne dieses Gesetzes sind bewegliche Sachen, die unter die in Anhang I aufgeführten Gruppen fallen und deren sich der Besitzer entledigt, entledigen will oder entledigen muß. „

In Umsetzung der EG-Abfallrahmenrichtlinie hat das KrW/AbfG nunmehr mit dieser Definition den EG-rechtlichen Abfallbegriff wortgleich übernommen. Diese neue Begrifflichkeit schließt alle Wert- und Reststoffe in das Abfallrecht ein, soweit es sich um bewegliche Sachen handelt und diese in Anhang I des Gesetzes genannt sind. Eine Differenzierung ist nur noch durch die Einteilung in Abfälle zur Verwertung und Abfälle zur Beseitigung gegeben.

In § 4 Abs. 1 KrW-/AbfG wird die *abfallwirtschaftliche Zielhierarchie* festgelegt. Abfälle sind danach in erster Linie zu vermeiden, in zweiter Linie stofflich oder energetisch zu verwerten. Sind Abfälle weder zu vermeiden noch zu verwerten, dann müssen sie dauerhaft von der Kreislaufwirtschaft ausgeschlossen werden. Dieser Zusammenhang wird in Abb. 3.1 noch einmal verdeutlicht.

Die in Abb. 3.1 aufgeführten Elemente der Abfallwirtschaft entsprechen der *Vier-V-Philosophie*, die sich an einer ökonomischen und einer ökologischen Effizienz der Abfallwirtschaft orientieren. Diese Effizienzbetrachtung beinhaltet, daß sowohl die „ökonomischen" Kosten für die Entsorgung der Abfälle als auch die „ökologischen" Kosten z. B. im Hinblick auf die Emissionsbelastung berücksichtigt werden.

Die Vier-V-Philosophie umfaßt sowohl die Festlegung der Ziele der Abfallwirtschaft als auch die Reihenfolge der Zielrealisierung. Die Ziele und die Entsorgungsstrategien lassen sich wie folgt festschreiben:

- Vermeiden vor Vermindern,
- Vermindern vor Verwerten,
- Verwerten vor Beseitigung.

Zur *Abfallvermeidung* bieten sich z. B. der Verzicht oder die Beschränkung des Verbrauchs, die ökologische Beschaffung sowie die Verwendung von Mehrweg- anstelle von Einwegartikeln an. Bei der *Verminderung von Abfällen* geht es z. B. um die Gewichts- oder Volumenreduzierung von Stoffen und Verpackungen. Die *Abfallverwertung* beinhaltet die Rückführung und erneute wirtschaftliche Nutzung von Stoffen (Recycling). Die *Abfallbeseitigung* umfaßt die Deponierung, die Verbrennung, die Kompostierung und die chemisch-physikalischen Behandlungsformen der Stoffe, die nicht verwertet werden können.

Primäres Ziel der *Abfallwirtschaft* ist es demnach, die Abfallmengen im Optimalfall zu vermeiden oder wenn dieses nicht möglich ist, mindestens zu vermindern. Hieraus läßt sich ableiten, daß sich die oben aufgezeigte Sichtweise der Durchlaufwirtschaft in den letzten Jahren in Richtung des *Konzeptes einer Kreislaufwirtschaft* (sog. *Raumschiffmodell*) zu verändern beginnt. Die Konsequenz dieses Wandels ist in der steigenden Bedeutung von umweltpolitischen Maßnahmen zu erkennen. In diesem Zusammenhang spielen die folgenden Begriffe eine zentrale Rolle:

Ökologie ist die Wissenschaft, die sich mit den Wechselbeziehungen zwischen der unbelebten Umwelt (abiotische Faktoren wie Boden, Klima) und der belebten Umwelt (biotische Faktoren wie Organismen) befaßt. Zielsetzung der Ökologie ist die Erhaltung und Entfaltung der menschlichen, gesellschaftlichen und natürlichen Teilsysteme der Erde bei einem sparsamen Umgang mit den vorhandenen Ressourcen. Aus dieser Definition geht eine enge Verbindung mit dem Umweltschutz hervor.

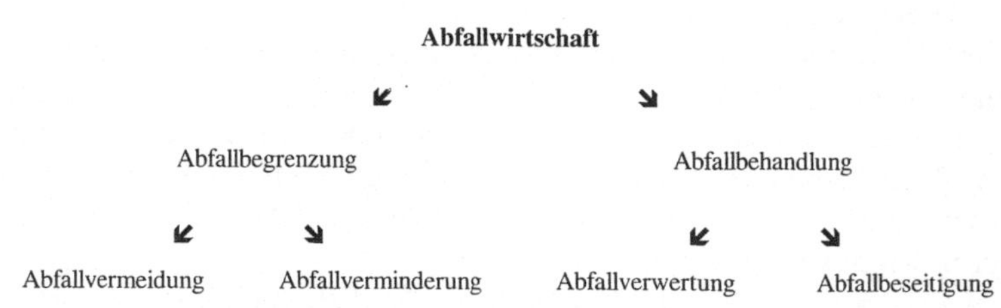

Abb. 3.1. Elemente der Abfallwirtschaft

Unter *Umweltschutz* soll die Gesamtheit aller Maßnahmen und Bestrebungen verstanden werden, die dazu dienen, die natürlichen Lebensgrundlagen von Pflanzen, Tieren und Menschen zu erhalten bzw. ein gestörtes Gleichgewicht wieder auszugleichen.

Aus dieser Definition läßt sich ableiten, daß die *Umwelt* die Gesamtheit der Lebensbedingungen, d.h. sowohl die urwüchsige Natur als auch der von Menschen gestaltete Lebensraum ist.

In der betrieblichen Praxis wird der Umweltschutz häufig mit der Begründung abgelehnt, daß hierdurch finanzielle Mehraufwendungen entstehen. Nach wie vor stehen die *traditionellen Unternehmensziele* (z.B. Effizienz, Effektivität, Produktivität und Rentabilität) im Vordergrund betrieblicher Aktivitäten.

In der Zukunft bietet die Einbindung des Umweltschutzes in das Zielsystem der Unternehmungen, gerade unter den zunehmenden betriebswirtschaftlichen Kostenbelastungen, die z.B. durch die gesetzliche Umsetzung des Verursacherprinzips entstehen, Chancen und Anreize, mittel- und langfristig zu Kosteneinsparungen zu kommen. Aufgrund der besonderen Aufgabenstellung, nämlich die Gesundheit der Bevölkerung zu erhalten und wiederherzustellen, sowie der oben aufgezeigten gesamtwirtschaftlichen Bedeutung müssen gerade die Krankenhäuser als Nachfragende von Gütern einem Beschaffungsmarkt für umweltfreundliche Produkte entscheidende Impulse geben.

Unternehmen, und somit auch Wirtschaftseinheiten aus dem Gesundheitssektor, benötigen Informationen bezüglich der ökologischen Risiken und Chancen von Produkten und Herstellungsverfahren. Aus diesem Grund ist eine systematische Einbeziehung umweltrelevanter Aspekte dringend notwendig. Da das traditionelle Rechnungswesen hierfür keinen relevanten Informationsbedarf zur Verfügung stellt, ergibt sich die Notwendigkeit für die Einrichtung eines betrieblichen *Umweltinformationssystems*.

Im Rahmen eines Umweltinformationssystems haben *Abfallbilanzen* und *Ökobilanzen*, in denen die Stoff- und Energieströme systematisch erfaßt werden, eine große Bedeutung.

2
Umweltrechtliche Rahmenbedingungen

Im Jahre 1971 wurde durch den Deutschen Bundestag ein *Umweltprogramm* verabschiedet. Mit der einstimmigen Verabschiedung wurde die Notwendigkeit aufgezeigt, den Umweltschutz zu konkretisieren und gleichzeitig die Zielsetzung formuliert, ein neues Rechtsgebiet, das Umweltrecht, zu schaffen.

Das *Umweltrecht* mit seinen drei Teilgebieten Umweltverwaltungsrecht, Privatrecht und Strafrecht wird heute als eigenständiges Rechtsgebiet angesehen.

Dem *Umweltverwaltungsrecht* kommt eine besondere Bedeutung zu, da mit dieser Rechtsform überwiegend gesetzliche Normen durchgesetzt werden. Zum Teilgebiet des Umweltverwaltungsrechtes gehören u.a. das Abfallrecht, das Immissionsschutzrecht und das Abwasserrecht.

Das *Umweltprivatrecht* wird als Summe der zivilrechtlichen Regeln zum Schutz der Umwelt definiert. Es gewährt zivilrechtliche Ansprüche auf Unterlassung, Schutzmaßnahmen oder Ausgleich von Beeinträchtigungen. Diese können sich aus dem Deliktrecht oder dem Sachenrecht ergeben.

Im *Umweltstrafrecht* sind seit 1980 die wichtigsten Strafvorschriften zum Schutz der Umwelt unter der Überschrift „Straftaten gegen die Umwelt" zusammengefaßt.

Eine Verschärfung der Umwelthaftung erfolgte durch das am 01.01.1991 in Kraft getretene Umwelthaftungsgesetz. Die Zielsetzung dieses Gesetzes besteht darin, das Eigeninteresse der Unternehmen an der Vermeidung von Umweltschäden zu fördern. Durch größere finanzielle Haftungsrisiken soll gewährleistet werden, daß zu erwartende Umweltschäden in der betrieblichen Kalkulation berücksichtigt werden.

Für den *Gesundheitsbereich* ergeben sich allgemeine und spezielle Gesetze und Verordnungen.

Zu den bedeutendsten Säulen der Umweltgesetzgebung gehört das „Gesetz zur Vermeidung, Verwertung und Beseitigung von Abfällen" vom 27. September 1994. Bei diesem Gesetz handelt es sich um ein Artikelgesetz. So verändern z. B. einige der Artikel einige Umweltschutzgesetze, z. B. das Bundesimmissionsschutzgesetz, das Chemikaliengesetz sowie das Gesetz über die Umweltverträglichkeitsprüfung. Der Kern des Gesetzes ist jedoch der Artikel 1, der das „Gesetz zur Förderung der Kreislaufwirtschaft und Sicherung der umweltverträglichen Beseitigung von Abfällen (Kreislaufwirtschafts- und Abfallgesetz)" beinhaltet.

Dieses Gesetz, das am 7. Oktober 1996 in Kraft getreten ist, ersetzt das bis dato geltende „Gesetz zur Vermeidung und Entsorgung von Abfällen" (Abfallgesetz).

Darüber hinaus kommen eine Vielzahl von bundes-, landes- und kommunalrechtlichen Vorschriften für die Vermeidung und Entsorgung von Abfällen aus Einrichtungen des Gesundheitswesens zur Anwendung.

Das Kreislauf- und Abfallgesetz stellt auch die Krankenhäuser vor neue abfallwirtschaftliche Herausforderungen. So ist der *Abfallbegriff* erweitert worden, wodurch auch die Entsorgungsverantwortlichkeit und die Haftungspflicht der Häuser angestiegen sind. Weiterhin wird den Krankenhäusern als Abfallproduzent die *Verantwortung für die ordnungsgemäße Entsorgung* übertragen. Die Abfallproduzenten, die pro Jahr mehr als 2.000 t überwachungsbedürftige Abfälle oder mehr als 2.000 kg besonders überwachungsbedürftige Abfälle erzeugen, sind seit dem 01.04.1998 verpflichtet, eine *Abfallbilanz* und ab dem 31.12.1999 ein *Abfallwirtschaftskonzept* zu erstellen. Nach § 20 KrW-/AbfG haben die Unternehmen jeweils für das vorangegangene Jahr eine Bilanz über Art, Menge und Verbleib der verwerteten oder beseitigten besonders überwachungsbedürftigen und überwachungsbedürftigen Abfälle (Abfallbilanz) zu erstellen und auf Verlangen der zuständigen Behörde vorzulegen. Welche Abfälle besonders überwachungsbedürftig bzw. überwachungsbedürftig sind, ist in den § 3 bzw. § 41 KrW/AbfG geregelt. In dem gesetzlich geforderten Abfallwirtschaftskonzept müssen die Krankenhäuser u. a. die Abfallwirtschaftsziele, die geplanten Entsorgungsaktivitäten, den dafür einkalkulierten finanziellen Mitteleinsatz sowie die technischen Verfahren und Entsorgungswege aufzeigen. Gerade auf dem Hintergrund, daß die Unternehmen den Nachweis der Entsorgungssicherheit für mindestens 5 Jahre garantieren müssen, ist es zwingend erforderlich, die folgenden *Planungsaspekte* zu berücksichtigen:

- Umweltanalyse,
- Unternehmensanalyse,
- Stärken-Schwächen-Analyse,
- Strategieentwicklung.

Das Kreislaufwirtschafts- und Abfallgesetz sowie das Bundes-Immissionsschutzgesetz schreiben für ein abfallproduzierendes Unternehmen weiterhin die Bestellung und die Aufgaben eines *Abfallbeauftragten* vor.

Das *Gesetz zur Verhütung und Bekämpfung übertragbarer Krankheiten beim Menschen (Bundesseuchengesetz, BSeuchG)* bestimmt, daß notwendige Maßnahmen zur Abwendung von Gefahren zu treffen sind, z. B., wenn Gegenstände mit Erregern meldepflichtiger übertragbarer Krankheiten behaftet sind und eine Verbreitung der Krankheit zu befürchten ist.

Neben den oben angeführten Gesetzen gibt es mit einer großen Zahl weiterer rechtlicher Bestimmungen Berührungspunkte, angefangen beim Atomgesetz bis hin zum Chemikaliengesetz, auf deren Erläuterung hier jedoch verzichtet wird.

Als ein Beispiel soll jedoch die am 12. Juni 1991 in Kraft getretene *Verpackungsverordnung (VerpackV)* im Überblick dargestellt werden. Diese Verordnung hat zum einen für die abfallwirtschaftlichen Ziele und Strategien eine besondere Bedeutung, da zum erstenmal durch eine gezielte Verordnung versucht wird, einen wesentlichen Hauptgrund der Abfallberge, nämlich das Verpackungsmaterial, in den Griff zu bekommen. Sie verfolgt das Ziel, Verpackungsabfälle von der öffentlichen Abfallbeseitigung fernzuhalten. Dies soll über die grundsätzliche Rücknahmepflicht von Verpackungen durch den Vertreiber bzw. Hersteller erreicht werden.

Die bereits beschriebene bedrohlich ausufernde Entwicklung im Bereich der Verpackungsabfälle steht im Widerspruch zu den im Kreislaufwirtschafts- und Abfallgesetz verankerten Ziele, Abfälle zu vermeiden und zu verwerten. In § 1 der Verpackungsverordnung werden die abfallwirtschaftlichen Ziele festgeschrieben. Demnach sind Verpackungen aus umweltverträglichen und die stoffliche Verwertung nichtbelastenden Materialien herzustellen sowie Abfälle zu vermeiden, indem die Verpackung auf ein notwendiges Maß beschränkt wird und, wo möglich, wiederbefüllbar bzw. stofflich verwertbar sein muß.

Zielgruppe der Verordnung ist neben der Verpackungsindustrie primär der Handel.

Drei Verpackungstypen werden unterschieden:

- Transportverpackungen:
  Sie dienen dazu, Waren auf dem Weg vom Hersteller zum Vertreiber zu transportieren, wie z. B. Paletten, Kisten und Fässer.
- Verkaufsverpackungen:
  Sie werden vom Verbraucher zum Transport oder bis zum Verbrauch der Ware verwendet, z. B. Becher, Beutel, Blister und Dosen. Hierzu gehören auch Einweggeschirr und Einwegbestecke.
- Umverpackungen:
  Sie sind dazu bestimmt, die Selbstbedienung der Ware zu ermöglichen, den Diebstahl zu erschweren und als Werbefläche zu dienen, wie z. B. Blister, Folien und Kartonagen.

Verpackungsindustrie und Handel sind in der Verordnung zur Rücknahme und Verwertung von Transport- und Verkaufsverpackungen verpflichtet. Für Umverpackungen gilt die Rücknahmepflicht für den Vertreiber. Die Rücknahmeverpflichtungen sind an bestimmte Termine gebunden.

Der Anfall krankenhausspezifischer Abfälle sowie Sonderabfälle, die einer Nachweispflicht entsprechend der Abfallnachweisverordnung (AbfNachwV) unterliegen, macht eine *Klassifizierung der Krankenhausabfälle* notwendig. Diese erfolgt zum einen anhand der *Richtlinien der Kommission für Krankenhaushygiene und Infektionsprävention des Bundesgesundheitsamtes (BGA-Richtlinien)*, in der das Infektionsrisiko entscheidendes Kriterium ist. Zur *Gruppe A* gehören danach Abfälle, für die keine besonderen Vorkehrungen zur Infektionsverhütung getroffen werden müssen, also hausmüllähnliche Abfälle. *Gruppe B* umfaßt Abfälle, die innerhalb des Krankenhauses besonderer Maßnahmen zur Infektionsverhütung bedürfen, also insbesondere mit Sekreten oder Blut kontaminierte Abfälle. Abfälle der *Gruppe C* bedürfen zusätzlich auch außerhalb des Krankenhauses besonderer Maßnahmen zur Infektionsverhütung, z. B. Abfälle, die mit Erregern meldepflichtiger Krankheiten behaftet sind.

Zum anderen kann die Einteilung ebenso mit Hilfe des *Merkblattes über die Vermeidung und die Entsorgung von Abfällen aus öffentlichen und privaten Einrichtungen des Gesundheitsdienstes*, das 1992 durch die *Länderarbeitsgemeinschaft Abfall (Laga)* veröffentlicht wurde, erfolgen. Die Klassifizierung ist ähnlich der BGA-Richtlinie, wobei die Einteilung nach den Entsorgungsanforderungen vorgenommen wird. Die Abfälle werden in folgende 5 Gruppen eingeteilt:

- Abfallgruppe A:
  Hierbei handelt es sich um Abfälle, an deren Entsorgung aus infektionspräventiver und umwelthygienischer Sicht keine besonderen Anforderungen zu stellen sind (z. B. Hausmüll, Küchen- und Kantinenabfälle).
- Abfallgruppe B:
  Es handelt sich um Abfälle, an deren Entsorgung aus infektionspräventiver Sicht innerhalb der Einrichtungen des Gesundheitswesens besondere Anforderungen zu stellen sind (z. B. Blut, Einwegwäsche, Gipsverbände).
- Abfallgruppe C:
  Hierunter sind Abfälle zu verstehen, an deren Entsorgung aus infektionspräventiver Sicht innerhalb und außerhalb der Gesundheitseinrichtungen besondere Anforderungen zu stellen sind. (z. B. Abfälle aus Infektionsstationen).
- Abfallgruppe D:
  Hierbei handelt es sich um Abfälle, an deren Entsorgung aus umwelthygienischer Sicht innerhalb und außerhalb des Krankenhauses besondere Anforderungen zu stellen sind (z. B. Desinfektionsmittel, Laborabfälle).
- Abfallgruppe E:
  Es handelt sich um medizinische Abfälle, an deren Entsorgung nur aus ethischer Sicht zusätzliche Anforderungen zu stellen sind (z. B. Körperteile).

3 Betriebliche Umweltinformationssysteme

3.1 Begriff der Umweltökonomie

Aufgrund der zunehmenden Umweltbelastung wurde bereits in den sechziger Jahren die Einführung eines gesellschaftsbezogenen Rechnungswesens gefordert, weil die traditionelle Rechnungslegung überwiegend nur finanzielle Umwelteinwirkungen erfaßte und somit für eine erweiterte Rechnungslegung Informationsdefizite bestanden.

In das Umweltprogramm der Bundesregierung von 1971 wurde daher die Umweltökonomie aufgenommen. Sie kann als Wirtschaftswissenschaft bezeichnet werden, die in ihre Theorien, Analysen und Kostenrechnungen ökologische Parameter mit einbezieht.

Die *Umweltökonomie* wird hierbei in einen volkswirtschaftlichen und einen betriebswirtschaftlichen Teil untergliedert.

Die *betriebliche Umweltökonomie*, die in diesem Zusammenhang relevant ist, ist wiederum eine Teildisziplin der Betriebswirtschaftslehre, die die Beziehungen des Betriebes zu seiner Umwelt, die Einwirkungen der Umwelt auf den Betrieb einschließlich der Qualität dieser Einwirkungen sowie die Einwirkungen der Umweltpolitik auf den Betrieb darstellt und analysiert.

Nach der Zielvorstellung der Umweltökonomie hat die Vermeidung und Verminderung von Umweltbelastungen Vorrang vor dem Recycling sowie vor der fachgerechten Entsorgung von Gütern.

Als Formen betrieblicher Umweltinformationssysteme sind neben der Ökobilanz die Sozialberichterstattung mit ökologischen Aspekten, die ökologische Buchhaltung als ein bewertendes Verfahren und die Produktlinienanalyse als ein verbal beschreibendes Verfahren zu nennen.

Im Rahmen dieser Ausführungen wird jedoch nur auf die Ökobilanz eingegangen.

3.2
Ökobilanz als Umweltinformationssystem

In den letzten Jahren sind eine Reihe von Ökobilanzen im Zusammenhang mit Ge- und Verbrauchsgütern erstellt worden. Dabei wurden u. a. im Krankenhausbereich die Umwelteinwirkungen von OP-Einmalabdecktüchern gegenüber textilen OP-Abdeckmaterialien und von Einmalzellstoffwindeln gegenüber Baumwollwindeln verglichen und bilanziert.

Bisher existiert jedoch noch kein verbindlicher und einheitliches Bewertungsverfahren. Dies ist eine Ursache dafür, daß es bei ähnlich gelagerten Untersuchungen gegensätzliche Ergebnisse gegeben hat bzw. geben wird. Daher sind die Ergebnisse dieser Bilanzierungsarten für einzelne Ge- und Verbrauchsgüter kritisch zu beurteilen und verdeutlichen insgesamt die Bewertungsproblematik.

In der Literatur ist der Begriff Ökobilanz nicht eindeutig definiert. In dieser Darstellung wird auf die Festlegung des Ökobilanzbegriffes, der im Rahmen eines durch das Institut für ökologische Wirtschaftsforschung (IÖW), Berlin, entwickelten Erfassungs- und Bewertungssystems verwendet worden ist, zurückgegriffen.

Danach ist die Ökobilanz ein Instrument zur systematischen Erfassung der wirtschaftlichen Aktivitäten unter ökologischen Gesichtspunkten sowie zur Darstellung von Schwachstellen und Lösungsansätzen.

Die *Ökobilanzsystematik des IÖW-Institutes* bietet aufgrund der 4stufigen Teilbilanzierung sowohl einen Gesamt- als auch Einzelüberblick ökologischer Schwachstellen in dem zu betrachtenden Unternehmen. Der Aufbau der Ökobilanz nach der Systematik des Institutes für ökologische Wirtschaftsforschung läßt sich Abb. 3.2 entnehmen.

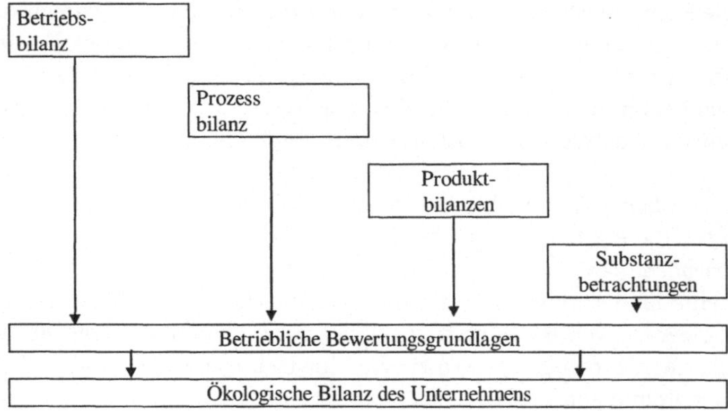

Abb. 3.2. Die Ökobilanz-Systematik. (Aus Halley 1990, S. 33)

Die Betriebsbilanz erfaßt sowohl auf der Input- als auch auf der Output-Seite Stoffe und Energien, die im Unternehmen eingesetzt bzw. hergestellt werden. In der *Betriebsbilanz* werden jedoch nicht die betriebsinternen Abläufe berücksichtigt. Diese Abläufe werden in der Prozeßbilanz dargestellt, sie gehen aber auch zusätzlich in die Produktbilanz ein. Der Betrieb stellt somit eine „black box" dar, die im Rahmen der Betriebsbilanz nicht weiter untersucht wird.

Durch die *Prozeßbilanz* soll ein ökologischer Einblick in die betrieblichen Abläufe gegeben werden. Hierzu wird der gesamte betriebliche Betriebsprozeß in Teilprozesse, in Produktionsschritte, zerlegt. Für diese Teilprozesse wird mit Hilfe der beschriebenen Input-output-Systematik eine Erfassung und Bewertung von Stoff- und Energieströmen für die einzelnen Produktionsverfahren durchgeführt.

Die *Produktbilanz* hat schließlich die Aufgabe, die ökologischen Eigenschaften eines Produktes über den gesamten Produktlebenszyklus zu betrachten. Hierbei werden neben innerbetrieblichen Vorgängen auch vor- und nachgelagerte Phasen betrachtet.

Der ökologische *Produktlebenszyklus* umfaßt 5 Stufen:

1. Stoff- und Energieeinsatz,
2. Schadstoffe, Abwasser und feste Abfälle aus Produktionsverfahren,
3. ökologische Probleme bei der Produktverwendung,
4. ökologische Risiken der Produktentsorgung,
5. ökologische Effekte während der Transportphasen.

Die *Substanzbetrachtungen (Standortbilanz)* halten die dauerhaften betrieblichen Umweltnutzungen bzw. Beeinträchtigungen der Umwelt durch den Betrieb (z. B. Flächenversiegelung) fest.

Dieses Erfassungs- und Bewertungssystem ist zwar für Industriebetriebe entwickelt worden, es kann aber unter Verwendung der relevanten Begriffe auf das Dienstleistungsunternehmen Krankenhaus übertragen werden.

Obwohl der Begriff „Bilanz" verwendet wird, beinhaltet die Ökobilanzierung keine monetäre Gegenüberstellung von Gesamtvermögen und Gesamtkapital.

Die systematische Erfassung und Gegenüberstellung (Bilanzierung von Input und Output) soll daher diejenigen Stoff- und Energieströme aufzeigen, die von der Umwelt

Tabelle 3.2. Aufbau einer Betriebsbilanz. (Nach Hopfenbeck 1991, S. 494)

Betriebsbilanz Stoff und Energiebilanz	
Input	**Output**
I. Stoffe 1. Rohstoffe 2. Hilfsstoffe 3. Betriebsstoffe **II. Energien** 1. Gasförmige Energie 2. Flüssige Energie 3. Feste Energie 4. Elektrische Energie	**I. Produkte** 1. Primärprodukte 2. Kuppelstoffe **II. Stoffliche Emissionen** 1. Abfall * Wertstoffe * Restmüll * Kompostierbarer Abfall 2. Abwasser 3. Abluft **III. Energetische Emissionen** 1. Abwärme 2. Lärm 3. Sonstige Emissionen

Quelle: in Anlehnung an: Hopfenbeck, Waldemar: Umweltorientiertes Management und Marketing, Landsberg/Lech 1991, S. 494

aufgenommen und an die Umwelt abgegeben werden. Diese sog. *Input-output-Systematik* wird am beispielhaften Aufbau einer Betriebsbilanz (Tabelle 3.2) verdeutlicht.

Aus Tabelle 3.2 wird deutlich, daß auf der Input-Seite Stoffe und Energien aufgeführt werden, auf der Output-Seite erscheinen Produkte sowie stoffliche Emissionen und abgegebene Energien.

Zur systematischen *Erfassung der Input- und Output-Faktoren* ist die Anwendung *physikalischer Maßeinheiten* wie Stückzahl, Gewicht und Volumen sinnvoll, damit ein quantitativer Überblick gegeben werden kann. Weiterhin erfolgt die Erfassung der Input-output-Daten in *mehreren Ebenen*, wobei mit jeder Abstufung eine Präzisierung der jeweiligen Daten erfolgt.

An die Erfassung soll sich nach Auffassung des IÖW eine *Bewertung* der Stoff- und Energiefaktoren mittels einer *ABC-Analyse* in Verbindung mit einer *XYZ-Analyse* anschließen.

Die ABC-Analyse teilt alle relevanten Waren eines Unternehmens nach dem Wert (z. B. Umsatz in DM) und der Menge (z. B. Stückzahl) in 3 Gruppen auf Hieraus ergibt sich eine Rangfolge der Warengruppen, die beispielsweise wie folgt aussehen könnte:

- A-Güter: 80% Wertanteil – 10% Mengenanteil,
- B-Güter: 15% Wertanteil – 30% Mengenanteil,
- C-Güter: 5% Wertanteil – 60% Mengenanteil.

Ziel dieser Einteilung ist es, die teuersten, umsatzstärktsen, werthöchsten Produkte, die nur einen kleinen Mengenanteil an der Gesamtmenge aufweisen, unter Controlling-Gesichtspunkten zu erfassen.

Die XYZ-Analyse teilt die Güter hingegen nach der Vorhersagegenauigkeit des Verbrauchs über einen längeren Zeitraum aus.

Diese Analysen haben somit die Funktion, die Stoffe und Energien, anhand bestimmter Kriterien in eine Rangfolge zu bringen.

Die *Funktion der Ökobilanz* liegt folglich darin, auf der Grundlage der Erfassung und Analyse der Stoffe und Energien den Informationsbedarf für verschiedene Gruppen zu decken. Hierbei ist zum einen an den Informationsbedarf der betriebsinternen Personenkreise (z. B. Unternehmensleitung und Mitarbeiter) und zum anderen an den Bedarf von betriebsexternen Gruppen (z. B. Behörden, Lieferanten) zu denken.

4 Ökobilanzierung in einem untersuchten Krankenhaus

Im Rahmen einer Untersuchung, die in einem Krankenhaus mit 800 Planbetten durchgeführt worden ist, wurden die stofflichen und energetischen Verbrauchszahlen eines Krankenhauses über zwei Jahre erhoben und anschließend in systematischer Form aufgelistet.

Die Untersuchung beschränkte sich auf die Erstellung einer Betriebsbilanz und auf eine Substanzbetrachtung. Für die anderen Bilanzen waren keine gesicherten Daten zu ermitteln, aus diesem Grund mußte auf eine Erstellung verzichtet werden.

Im Rahmen dieser Darstellung wird ausschließlich auf die Erstellung und Bewertung der Betriebsbilanz eingegangen.

Zur *Erstellung der Betriebsbilanz des Krankenhauses* sind die Input- und Output-Daten entsprechend der in Tabelle 3.2 dargestellten Systematik auf der Input-Seite in Stoffe und Energien, sowie auf der Output-Seite in Produkte, stoffliche und energetische Emissionen unterteilt worden.

Tabelle 3.3. Betriebsbilanz des Krankenhauses – Ebene 1

1	Stoffe	1	Produkte
1.1	Lebensmittelbedarf	2	Stoffliche Emissionen
	Getränkebehältnisse	2.1	Reststoffe
	Konservenbehältnisse		Papier/Kartonagen
	Gebindebehältnisse		Glas
	Glasbehältnisse		Weißblech
			Biomüll
			Abscheiderinhalte
1.2	Medizinischer Bedarf	2.2	Abfälle
	Infusionsflaschen		Hausmüllähnlicher Gewerbeabfall
	med. Sachbedarf		Bauschutt
			Holzmaterialien
1.3	Wirtschaftsbedarf	2.3	Sonderabfall
	Reinigungsmittel		Lacke + Öle
	Desinfektionsmittel		Röntgenfilme
	Einwegmaterialien		Labor-/Röntgenabfälle
	Kraftstoffe		Leuchtstoffröhren
	technischer Bedarf		Sonstiges
	Sonstiges		

Tabelle 3.3. Fortsetzung

1.4 Verwaltungsbedarf Büromaterial	2.4 Abwasser 2.5 Abluft Luft Lösemittel
2 Energien 2.1 Strom 2.2 Heizöl 2.3 Gas 2.4 Fernwärme 2.5 Wasser	3 Abgegebene Energien 3.1 Abwärme 3.2 Lärm

Die *Betriebsbilanz ist ein Informationssystem.* Somit muß ein wichtiges Kriterium bei der Erstellung der Betriebsbilanz deren Übersichtlichkeit sein. Die Systematik der Input- und der Output-Seite der Betriebsbilanz erfolgte daher in Anlehnung an die Anlage 1 der Bundespflegesatzverordnung, in der die Kosten und Leistungen für Krankenhäuser aufgeführt sind.

Auf dieser Grundlage wurden auf der Input-Seite die Stoff- und Energieströme, die den Materialbereichslisten des Krankenhauses entnommen wurden, entsprechend systematisiert. Die stofflichen und energetischen Emissionen bilden den Hauptteil der Output-Seite in der betrachteten Einrichtung. Die anfallenden Emissionen sind in Reststoffe, Abfälle, Abwasser und Abluft unterteilt worden.

Die Darstellung der Daten erfolgt auf zwei Ebenen. In der ersten Ebene (Tabelle 3.3) sind die Stoffe, Energien, Produkte und Emissionen aufgelistet, die im Rahmen der Erhebung erfaßt worden sind. Es handelt sich hierbei z. B. um den Lebensmittelbedarf, den medizinischen Bedarf sowie um Strom und Wasser als Input-Größen, auf der Output-Seite sind u. a. Reststoffe, Biomüll, Lacke und Abwasser zu finden.

Die Ebene 2 ermöglicht eine detaillierte Sicht der relevanten Stoffe sowie der dargestellten Stoff- und Energieströme. In dem untersuchten Krankenhaus mußte nun für jede Input- und Output-Größe in der Ebene 2 der Betriebsbilanz eine genauere und detaillierte Auflistung erfolgen. Am Beispiel des Lebensmittelbedarfs (s. Input-Seite, 1.1 in Tabelle 3.3) läßt sich der Abbau der Ebene 2 verdeutlichen.

Übersicht

Betriebsbilanz des Krankenhauses – Ebene 2

• **Getränke**:		
– Fruchtsäfte	0,2 l	Behältnisse,
	1.0 l	Behältnisse,
– Milch	0,5 l	Behältnisse,
	1.0 l	Behältnisse,
• **Konserven:**	3 l	Behältnisse,
	5 l	Behältnisse,
	10 l	Behältnisse,

- **Gebindematerialien:** 5 l Behältnisse,
  12 l Behältnisse;
- **Glas:** Honiggläser,
  Gurkengläser,
  Kapherngläser,
  Marmeladengläser,
  Mixed-Pickles-Gläser u. a.

Zur Konkretisierung dieser grundsätzlichen Aussagen soll an einem Beispiel aus dem *Küchenbereich* der 2stufige Aufbau der Betriebsbilanzen noch einmal verdeutlicht werden.

Als Hintergrundinformation werden zunächst einige relevante Rahmendaten vermittelt.

In der Küche der untersuchten Klinik wurden im Untersuchungszeitraum durchschnittlich 800 Patienten täglich versorgt. Hinzu kam die Verpflegung für etwa 250 Mitarbeiter.

Die Beköstigung der Patienten bestand aus dem Frühstück, dem Mittagessen, zwei Zwischenmahlzeiten und dem Abendessen. Das Mittagessen erfolgte als Warmverpflegung, die übrigen Speisen wurden kalt serviert. Der Transportdienst war für die Lieferung auf und von den Stationen zuständig.

In dem Krankenhaus wurde auf Portionsverpackungen für Käse, Honig und Konfitüre soweit wie möglich verzichtet. Zudem wurden für einige Milchprodukte (Joghurt, Dickmilch) 5 l Großgebinde verwendet.

Die Milch- und Fruchtsaftversorgung der Stationen erfolgte jedoch in Tetraverpackungen. Die sonstige Getränkeversorgung der Stationen erfolgt im Mehrwegsystem. Dieses waren dann überwiegend Pfandkisten für Mineralwasser.

Tee und Kaffee wurde in Portionsverpackungen abgegeben.

Der Ansatz, möglichst wenig Verpackungsmüll zu produzieren, ist im Untersuchungszeitraum in dieser Klinik auch nur begrenzt realisiert worden. Dieses zeigte sich z. B. an den Abfall- und Reststoffmengen des Krankenhauses.

Die Analyse des Küchenbereichs erbrachte für die Ebene I u. a. folgende Daten.

Übersicht

Betriebsbilanz Ebene I – Analyse des Küchenbereichs

- **Input:**
  - Getränkebehältnisse 215.870 Stück,
  - Konservenbehältnisse 14.662 Stück,
  - Gebindebehältnisse 2.484 Stück,
  - Glasbehältnisse 5.928 Stück;
- **Output:**
  - Papier/Kartonagen 3.360 kg,
  - Weißblech 5.330 kg,
  - Glas 1.280 kg,
  - Abscheideinhalte 7.800 kg,
  - Hausmüllähnlicher Gewerbeabfall 48.000 kg.

Eine Spezifizierung der globalen Daten aus der ersten Ebene erfolgt in Ebene 2. Für das untersuchte Krankenhaus ergaben sich für die Getränke- und die Konservenbehältnisse beispielhaft folgende Werte. Hierbei war eine zahlenmäßige Spezifizierung nur auf der Input-Seite möglich, während die Output-Seite aufgrund der Gütervielfalt bzw. der fehlenden Trennmöglichkeiten nicht genauer analysiert werden konnte. So zeigte es sich, daß sich die 215.870 Getränkebehältnisse aus 43.020 Fruchtsaftbehältnissen (40.092 Stück als 0,2 l-Behältnisse und 2.928 Stück als 1,0 l-Behältnisse) und aus 172.850 Milchbehältnissen (wiederum unterteilt nach Litervarianten) zusammensetzten. Mit den anderen Input-Größen wurde analog verfahren. Einen Auszug dieser Ebene 2 ist im folgenden zu sehen.

Übersicht

Betriebsbilanz Ebene 2 – Analyse des Küchenbereichs

- **Input:**
  - Getränkebehältnisse/Tetraverpackungen:
  - Fruchtsäfte 0,2 l 40.092 Stück,
    1,0 l 2.928 Stück.
  - Milch 0,5 l 32.850 Stück,
    1.0 l 140.000 Stück.
  - Konservenbehältnisse:
    3 l 10.864 Stück,.
    5 l 3.028 Stück,
    10 l 770 Stück.
- **Output:**
  Papier/Kartonagen:
  Der Reststoff fällt in sehr unterschiedlichen Qualitäten an.
  Die Produkte werden z. Z. nur global in der Küche gesammelt.
  Weißblechmaterialien:
  Diese Stoffe werden in der Klinik global in einem Preßcontainer gesammelt.

Bei der Betrachtung der abgegebenen Stoffe zeigt die Analyse, daß die Abfall- und Reststoffe unterschiedlich entsorgt wurden.

Während die Sammlung von Papier, Kartonagen, Glas, Weißblech und den organischen Abscheideinhalten weitgehend realisiert war, wurden die Speise- und Gemüseabfälle zu der Zeit noch über den hausmüllähnlichen Gewerbeabfall entsorgt. Hierzu erfolgte aufgrund hygienischer Vorschriften die Aufbereitung der Speisereste in einer Naßmüllverwertungsanlage, anschließend konnten die Abfallreste entsorgt werden. Die Transportbehältnisse wie Styroporkisten für Fisch, Brot sowie Stiegen für Gemüse wurden vom Lieferanten zurückgenommen.

Sonstige Maßnahmen, z. B. die Verwendung von Pfandbehältnissen für pflanzliche Öle (500 l Behältnisse) und für Spülmittel (250 l Behältnisse) wurden bereits durchgeführt bzw. standen kurz vor der Realisierung.

5 Maßnahmenkatalog zur Problemlösung

5.1 Umweltschutzmanagement im Krankenhaus

Die Minimierung der Umweltbelastung sollte als Teilziel in das Zielsystem des Krankenhauses aufgenommen werden, nicht zuletzt in Anbetracht der besonderen Verantwortung der Krankenhausträger als Organe des Gesundheitswesens.

Die Belastung der Umwelt mit Schadstoffen schädigt letztendlich auch die menschliche Gesundheit, deren Erhaltung, Verbesserung bzw. Wiederherstellung der eigentliche Inhalt aller Krankenhausaktivitäten darstellt. Eine derartige Zieldefinition unterstützt zudem die Durchführung eines aktiven Umweltschutzes im Krankenhausbereich, die auch der Umsetzung umweltentlastender Maßnahmen förderlich sein könnte.

Umweltorientiertes Verhalten muß durch ein entsprechendes Angebot an *Umweltschulungen* erlernbar gemacht werden. Die Komplexität des Entsorgungsbereiches und die heterogene Zusammensetzung der Abfallfraktionen im Krankenhaus machen zudem eine Aus- und Weiterbildung unerläßlich. Krankenhäuser benötigen neben einem qualifizierten Abfallmanagement zusätzlich Sachverstand an der Basis, d. h. auf den ausführenden Ebenen der Pflege-, Funktions- und Verwaltungsbereiche. Die Schulung der Mitarbeiter mit dem Ziel einer Sensibilisierung für betriebliche und gesellschaftliche Umweltprobleme ist Voraussetzung für den Einstieg in eine umweltfreundlich ausgerichtete Entsorgung im Krankenhaus.

Die Erreichung der angestrebten Ziele im Abfall- und Umweltbereich setzt voraus, daß entsprechende Maßnahmen und Anregungen mit der nötigen Intensität erarbeitet, verfolgt und umgesetzt werden. Ausgangspunkte derartiger Aktivitäten könnten *Kommissionen* bilden, deren Mitglieder sich aus allen Berufsfeldern des Krankenhauses zusammensetzen. Gerade auf dem Hintergrund, daß in den Krankenhäusern eine Vielzahl unterschiedlicher Berufsgruppen vertreten sind, ist eine *interdisziplinäre Zusammenarbeit* die Voraussetzung für ein aktives Umweltschutzmanagement. Hierbei hat die Krankenhausleitung in Verbindung mit den Abteilungen folgende Aufgaben:

- Bei möglichst vielen Mitarbeitern Interesse zu Fragen des Umweltschutzes wecken,
- umfassende Informationspolitik realisieren,
- Voraussetzungen für organisatorische Änderungen schaffen,
- Überwachung eingeleiteter Maßnahmen durchführen.

Der betriebliche Umweltschutz ist nur wirkungsvoll, wenn die Mitarbeiter in Umweltschutzaktivitäten einbezogen werden und deren Fachwissen genutzt wird.

Die Einbeziehung verschiedener Berufsgruppen beinhaltet gleichzeitig die Abdeckung eines breiten Spektrums an Anregungen, Vorschlägen, Problemen usw., was wiederum eine positive Wirkung auf Qualität und Umsetzbarkeit der erarbeiteten Lösungsansätze erwarten läßt. Diesen Kommissionen sollte dabei jedoch lediglich eine beratende Funktion zukommen.

Der Gesetzgeber hat im Kreislaufwirtschafts- und Abfallgesetz bestimmt, daß für Krankenhäuser, ein *Betriebsbeauftragter für Abfall* zu bestellen ist. Dabei sollte gewährleistet sein, daß die zu bestellende Person über eine ausreichende Sachkunde und Zuverlässigkeit verfügt. Im Rahmen ihrer Tätigkeit hat die Person folgende Funktionen wahrzunehmen:

- Überwachung der Abfallentsorgung,
- Einhaltung geltender Gesetze und Rechtsverordnungen, Abfallvermeidung und -reduzierung,
- Beachtung krankenhausspezifischer Maßnahmen und
- Aufdeckung von Mängeln und Erarbeitung von Lösungsansätzen.

Krankenhäuser benötigen, um ihre Aufgaben im Gesundheitswesen erfüllen zu können, eine Vielzahl von Verbrauchs- und Gebrauchsgütern. Art und Umfang des zu deckenden Güterbedarfs sind durch das Leistungsangebot der Krankenhäuser vorgegeben und können von den *Beschaffungsstellen* kaum beeinflußt werden. Trotzdem kommt dem Einkauf eine sehr wichtige Rolle zu, wenn es um Umweltschutz im Krankenhaus, besonders um die Abfallvermeidung geht. Denn für fast jedes Einsatzgebiet, sei es medizinischer Sachbedarf, Bürobedarf oder auch Lebensmittel, werden mehrere Produkte angeboten, die die gestellten Anforderungen erfüllen, sich jedoch im Einkaufspreis und in ihrer ökologischen Verträglichkeit unterschieden.

Hier besteht sehr großer Handlungsbedarf, um ökologisches Wirtschaften im Krankenhaus überhaupt erst zu ermöglichen. Durch die gezielte Auswahl von Produkten kann Abfallvermeidung praktiziert werden, was auch im Krankenhaus zu einer dringenden Aufgabe geworden ist.

In den letzten Jahren wurden in vielen Bereichen der Medizin Einmalartikel aus infektionsprophylaktischen Gründen eingesetzt. Gerade diese aufwendig verpackten *Einmalartikel* erhöhen die Abfallmengen im Krankenhaus erheblich. Durch den verstärkten Einsatz von Mehrwegartikeln und die Wiederaufbereitung von Einmalartikeln kann die enorme Abfallproduktion der Krankenhäuser reduziert werden.

Neben der Abfallvermeidung kommt der *Abfallentsorgung* und hier ganz speziell der Abfallverwertung für den Umweltschutz eine entscheidende Bedeutung zu.

Nicht nur wachsendes Umweltbewußtsein, sondern auch schwindende Deponieflächen und steigende Entsorgungskosten machen auch im Krankenhaus ein umfassendes Müllkonzept mit den Inhalten „Vermeiden – Verwerten – Entsorgen“ notwendig. Im Rahmen der Abfallentsorgung treten besonders bei der Entsorgung krankenhausspezifischer Abfälle Probleme auf. Die Forderung nach einem umfassenden Müllkonzept setzt eine genaue Analyse der Abfallmengen und -zusammensetzung voraus, die herausstellt, wo vermeidbare Abfälle anfallen, welche Abfälle dem Recycling zugeführt werden und welche Abfälle als Hausmüll entsorgt werden können oder einer besonderen Behandlung bedürfen.

5.2 Präventive Maßnahmen

Aufgrund der Untersuchung wurden dem speziellen Krankenhaus für die Umsetzung von Umweltschutzmaßnahmen folgende *organisatorische Schritte* empfohlen:

- Erweiterung des Handlungsspielraumes für die Umweltkommission, z.B. durch Mitbestimmung bei der Auswahl von Gütern;
- Schaffung einer speziellen Stelle zur Koordination und Kontrolle ökologischer Maßnahmen, wobei diese Stelle direkt der Krankenhausleitung unterstellt sein sollte;
- Aufbau einer ökologischen Datenbank innerhalb der vorhandenen EDV-Anlage.

Für die im Rahmen der empirischen Datenerhebung relevanten Krankenhausbereiche wurden für den *Küchen- und Stationsbereich* zudem folgende spezifische *Empfehlungen* ausgesprochen:

- Im Rahmen der Abfallvermeidung im Küchenbereich wird die Sammlung von Speise- und Gemüseabfällen empfohlen. Das Angebot für eine fachgerechte Entsorgung durch einen landwirtschaftlichen Gewerbebetrieb liegt vor. Bei einem jährlichen Abfallaufkommen von etwa 48.000 kg Speiseabfällen betrugen die Entsorgungskosten deutlich mehr als. 5.000,- DM pro Jahr.
- Über diesen Aspekt hinaus war die folgende Kostenbetrachtung für die damalige Entsorgungspraxis maßgeblich (Tabelle 3.4).

Tabelle 3.4. Kostenaspekte. Jährliche Betriebskosten für die Naßmüllverwertungsanlage

Kostenarten	Kostenhöhe (DM)
Strom	950,—
Abwässer	4.300,—
Frischwasser	910,—
Abschreibung für Anlagen	2.500,—
Wartung	1.500,—
Entsorgung	2.600,—
Gesamtkosten	12.760,—

Aufgrund der gemachten Empfehlungen konnte bei den in Tabelle 3.4 genannten Kosten die nachstehenden *Einsparpotentiale* realisiert werden:

- Umstellung der Entsorgung (etwa 7.460,— DM),
- Vermeidung von Neuanschaffung (etwa 62.400,— DM),
- Senkung des Wasserverbrauches (etwa 1.460 cbm),
- Senkung des Stromverbrauches (etwa 2.800 Kwh).

Neben diesen Kostenaspekten sollten folgende Kriterien im Küchenbereich berücksichtigt werden:

- Getrenntsammlung von Kunststoffmaterialien, da aufgrund einer probeweisen Sammlung festgestellt wurde, daß eine Abfallverminderung eintritt und die Sammlung keine großen Schwierigkeiten bereitet.
- Permanente Überprüfung des Lebensmittelbedarfes;
- probeweise Einführung von Milchflaschen für die einzelnen Stationen anstatt der verwendeten Tetraverpackungen. Hierdurch konnten Entsorgungskosten gespart werden. Der Grund ist darin zu sehen, daß der durch die Tetraverpackungen entstandene erhebliche Verpackungsabfall deutlich gesenkt wurde.

Ein weiteres wesentliches Element der Untersuchung bestand darin, den Verbrauch von Einmalartikeln zu reduzieren und wenn möglich, den Einsatz von Mehrwegartikeln zu stärken. Zur Unterstützung dieser Maßnahme, die auf der Umsetzungsebene angesiedelt war, mußte vorab dem Informationsbedarf des Personals Rechnung getragen werden. Daher wurde für die Mitarbeiter ist ein *Arbeitsblatt* entwickelt und eingesetzt. Dieses Arbeitsblatt ist in Tabelle 3.5 dargestellt. Damit konnte den betroffenen

Tabelle 3.5. Materialverbräuche der Einmalartikel

Einwegartikel-bezeichnung	Material-Nr.	Gesamtverbrauch (n)	Gesamtwert (DM)	Gesamtgewicht der einzelnen Artikel [g]
Handschuhe				
Handtücher				
Kittel				
Rasierer				
Schürzen				
Seiflappen				
Taschentücher				
Waschlappen				
Eßlöffel				
Gabeln				
Suppenterrinen				
Tassen				
Teelöffel				
Messer				
Teller				
Slipeinlagen				
Windeln				
Scheren				
Tragelaken				
Unterlagen Moltex				
Zellstoff				
Nierenschalen				
Schuhbezüge				
PVC-Handschuhe				
Latex dto.				
Stuelpa Verbandmaterial				
Tupfer				
Skalpelle				
Thermometerhüllen				
Digitalthermometer				
Fieberthermometer				
Einmalspritzen (2 ml, 5 ml, 10 ml, 20 ml)				
Sonden				
Pflegeschaum				
Urinfangbeutel geschl.				
Mullbinden				
Absaugkatheter				
Tupfer (Mull)				
Schutzservietten				
Batterien Baby 1,5				
Batterien Mono 1,5				
Batterien Mignon				
Batterien Stab 3,0				
Batterien				
Med. Großgeräte				
Entsorgungskosten	Mehr-/Minderkosten durch Mehrwegartikel			

Personen, die über den Einsatz von Sachgütern entscheiden, der *Verbrauch von Einmalartikeln* verdeutlicht werden. In dieses Arbeitsblatt wurden für jedes Gut der Gesamtverbrauch (z. B. in Mengeneinheiten), der Wert des verbrauchten Wertes, das Gewicht der Artikel, die Entsorgungskosten sowie die Mehr- oder Minderausgaben der Alternativprodukte eingetragen. Diese Maßnahme sollte folglich dazu beitragen, das „ökologische Bewußtsein" zu stärken und die Mitarbeiter zur aktiven Mitgestaltung anhalten.

Die Voraussetzung für eine Umstellung auf Mehrwegartikel ist die Vereinbarkeit der Alternativprodukte mit dem Behandlungserfolg. Ökologisch bedenkliche Einwegprodukte, z. B. aus PVC, sollten daher immer dann substituiert werden, wenn dieses aus der Behandlungssicht möglich war.

Die Vermeidungs- bzw. Verminderungsmaßnahmen waren z. T. mit einem erhöhten Arbeitsaufwand verbunden. Daher war eine enge Zusammenarbeit zwischen den Teilbereichen des Krankenhauses sowie mit der Ver- und Entsorgungswirtschaft erforderlich.

Als Ergänzung zu der Verbrauchsaufstellung von Einwegmaterialien bot es sich an, für die Verbesserung der *Reststoffsammlung* ebenfalls ein *Arbeitsblatt* einzusetzen.

Durch diese Übersicht sollte dem Krankenhauspersonal die Höhe der Entsorgungskosten zur Kenntnis gebracht werden.

6
Kritische Würdigung und Ausblick

Eine wichtige Ursache für Umweltschäden ist darin zu sehen, daß die Umwelt immer noch als sog. freies Gut gehandelt wird, d. h. für das Gut Umwelt wird kein adäquater Preis gezahlt. Das Gut Umwelt ist jedoch ein knappes Gut, so daß in der betriebswirtschaftlichen Kalkulation auch die Kosten der Umweltnutzung berücksichtigt werden müssen. Die Forderung ist nicht neu. Bereits im Jahre 1920 wurde die Berücksichtigung (Internalisierung) dieser Zusatzkosten im Rahmen einer *Pigousteuer* gefordert.

Allein in der Bundesrepublik werden die Kosten, die durch Umweltschäden entstehen, von einigen Experten jährlich auf dreistellige Milliarden-DM-Beträge geschätzt.

Unter dem Gesichtspunkt, daß die Umwelt nur begrenzte Ressourcen zur Verfügung stellt und die natürliche Absorptionsfähigkeit stark gefährdet ist, wird aufgrund der Nichtberücksichtigung der Zusatzkosten für diese negativen externen Effekte zukünftigen Generationen der Lebensraum entzogen. Die Unternehmen stehen in einem ständigen *Spannungsfeld zwischen Ökologie und Ökonomie*. Da jede einzelwirtschaftliche Aktivität zu einer Beeinträchtigung der natürlichen Umwelt führt, ist hier die Notwendigkeit einer möglichst ressourcenschonenden Inanspruchnahme gegeben.

Auf der Ebene der Unternehmung spielt sich die Erfassung aller relevanten Kosten im Bereich des betrieblichen Rechnungswesens ab. Die Aufgabe des Rechnungswesens ist es, den betrieblichen Vorgängen eine kostenmäßige Wertbildung zuzuordnen.

Dieses geschieht jedoch nur in einem begrenzten Maß, da, wie oben aufgezeigt, Umwelteinwirkungen durch das Unternehmen hier nicht berücksichtigt werden. Daher ist die bisherige Vorgehensweise um sog. externe Effekte zu erweitern. Das Rechnungswesen muß somit durch ein *betriebliches Umweltsystem* ergänzt werden. Hier werden quantitative Daten von Leistungen berücksichtigt, für die keine Marktpreise vorhanden sind.

Solange die Entsorgungskosten lediglich auf die Abholung und die Lagerung von Abfällen beschränkt werden und somit nicht die Umwelteinwirkungen der Deponieflächen berücksichtigen, besteht kein Anreiz zur Abfallvermeidung und -verminderung.

Die Verbreitung des ökologischen Ansatzes wird durch folgende Faktoren begrenzt.

- Der Umweltschutz steht nicht an erster Stelle der Prioritätenskala, da durch die Gesundheitsreformen die finanziellenRahmenbedingungen für die Krankenhäuser enger geworden sind.
- Finanzielle Engpässe, vermeintlich höhere Aufwendungen für den Umweltschutz und ein Denken im eher kurzfristigen Rahmen führen dazu, daß eine Umstellung zugunsten umweltfreundlicher Produkte mit dem Hinweis auf höhere Beschaffungskosten abgelehnt wird. Steigende Entsorgungskosten, wie z.B. in dem betrachteten Krankenhaus, die bei mittel- und langfristiger Betrachtung die Kostensituation erheblich beeinflussen, bleiben hier außer Betracht.
- Trotz eines relativ hohen Arbeitsaufwands sind die meisten Häuser z. Z. nicht in der Lage, bei gleicher Abfallmenge umfassende und ausgereifte Konzepte für Problemlösungen vorzulegen, allenfalls werden Möglichkeiten für denkbare Einzelmaßnahmen erarbeitet.
- Nicht die einmalige Erstellung einer Ökobilanz kann Ziel der Maßnahmen sein, sondern eine dauerhafte Einbeziehung in die betriebliche Entscheidungsfindung. Dazu bedarf es u. a. des Aufbaus eines *Öko-Controlling.*

Die verwendete Ökobilanzsystematik konnte mit Hilfe einer *Input-output-Betrachtung* auf das Krankenhaus übertragen werden. Die Betriebsbilanz verhalf dabei zu einem Gesamtüberblick, der bereits ökologische Schwachstellen aufdecken konnte. In einem zweiten Schritt sollte eine Prozeß- und Produktbilanzierung für die Betrachtung des einzelnen Produktes vorgenommen werden. Diese konnte im Rahmen einer durchgeführten Datenerhebung nicht realisiert werden. Schwierigkeiten treten hierbei im Dienstleistungssektor v. a. deshalb auf, weil bei einer Vielzahl der Produkte deren Einsatzstoffe nicht bekannt sind, die Ermittlung der stofflichen Zusammensetzung jedoch Voraussetzung für die weiteren Arbeiten ist und darum vorangestellt werden muß.

An dieser Stelle soll daher der Weg zur Erstellung einer exemplarischen *Prozeßbilanz* aus einer alternativen Untersuchung herangezogen werden, die in einem späteren Zeitraum an einem anderen Krankenhaus durchgeführt worden ist.

Als Prozeß soll hier die Herstellung eines Mittagessens (Normalkostvariante „Kotelett“) einschließlich des Geschirrspülens und der Reinigung des Küchenbereichs betrachtet werden. Diese Vorgehensweise läßt sich auf alle denkbaren Essenskomponenten ausdehnen, wodurch aus ökologischer Sicht ein Vergleich zwischen den Komponenten möglich wäre.

Zur Datenerhebung wurden die Input- und Output-Mengen der einzelnen Essenskomponenten vor Ort durch Zählen, Messen und Wiegen ermittelt und in die entsprechenden Listen eingetragen. Die einzelnen Listen sind eine praktikable Grundlage für die Erfassung der Daten und geben genaue Informationen über den Prozeß ab. Die so ermittelten Werte wurden anschließend in der Prozeßbilanz „Ebene 2 – Kotelett“ zusammengefaßt. Die verwendete Numerierung ist mit der von Prozeßbilanzebene 1 identisch. Einzelne Mengen wurden aufgrund ihrer Geringfügigkeit oder aufgrund der schwierigen Messung nicht ermittelt.

Auf der Grundlage der Listen und Prozeßbilanzen der zweiten Ebene aller Normal- und Reduktionskostvarianten ist abschließend die Prozeßbilanz Ebene 1 für das Mittagessen des Untersuchungstages erstellt worden.

Zur Erstellung einer *Produktbilanz* sind bei den im Küchenbereich hergestellten Produkten besonders die vorgelagerten Phasen des Produktlebenszyklus relevant. Von dem Verzehr selber gehen keine nennenswerten Umweltbelastungen aus. Zu beachten sind jedoch die der Produktion nachgelagerten Phasen. Hierzu zählen u. a. der Wasser- und Stromverbrauch, der durch das Spülen des Geschirrs anfällt, und die Abfallmengen (z. B. Papierservietten). Bei den der Produktion vorgelagerten Lebenszyklusphasen müssen sämtliche Input-Stoffe untersucht werden. Hierzu müssen Informationen von Herstellern und Lieferanten herangezogen werden. Daher ist es für eine effiziente Umweltschutzplanung wünschenswert, wenn jedes Produkt, das im Dienstleistungssektor ge- und verbraucht wird, mit einer Art „Waschzettel" versehen wäre, aus dem die stoffliche Zusammensetzung hervorgeht. Ein erster Ansatz ist darin zu sehen, daß z. B. der zuständigen Abteilung im Krankenhaus ein Nachweis für eine umweltgerechte Entsorgung vorgelegt wird bzw. eine Bestätigung übergeben wird.

Trotz der genannten Grenzen kann die Dienstleistungsbranche „Krankenhaus" durch ihr erhebliches Nachfragepotential und dem damit möglichen „Druck von unten" Erfolge im Hinblick auf ein auch an ökologischen Kriterien ausgerichtetes Wirtschaften erzielen.

Literatur

Bundesgesundheitsamt (1983) (Hrsg) Richtlinie der Kommission für Krankenhaushygiene und Infektionsprävention für die Erkennung, Verhütung und Bekämpfung von Krankenhausinfektionen. BGA-Richtlinien, Stuttgart 1983

Deutsche Krankenhausgesellschaft (1993) Umweltschutz im Krankenhaus. Düsseldorf

Deutsche Krankenhausgesellschaft (1997) Daten, Zahlen, Fakten '97. Düsseldorf

Gesetz zur Vermeidung, Verwertung und Beseitigung von Abfällen (GVVBAbf) vom 27.9.1994

Gesetz zur Förderung der Kreislaufwirtschaft und Sicherung der umweltverträglichen Beseitigung von Abfällen (Kreislaufwirtschafts- und Abfallgesetz - KrW/AbfG) vom 27.9.1994

Halley H (1990) (Hrsg) Die Ökobilanz - ein betriebliches Informationsystem. Berlin

Hopfenbeck W (1991) Umweltorientiertes Management und Marketing. Landsberg/Lech

Isenmann R, Berges M (1997) Müll im Krankenhaus: Neue Herausforderung Abfallwirtschaft. In: Zwierlein E (Hrsg) Klinik-Management. München Wien Baltimore, S 508–521

Jungwirth. H (1995) (Hrsg) Umweltschutz im Krankenhaus. Landsberg/Lech

Katalyse-Umweltgruppe (1988) (Hrsg) Umwelt-Lexikon. Köln

Kinkertz A (1996) Erstellung einer Ökobilanz im Krankenhausbereich, Diplomarbeit, Fachhochschule Osnabrück, Fachbereich Wirtschaft

Länderarbeitsgemeinschaft Abfall (LAGA) (1992) Merkblatt über die Vermeidung und die Entsorgung von Abfällen aus öffentlichen und privaten Einrichtungen des Gesundheitsdienstes (Laga-Merkblatt). Bonn

Michaelis P (1991) Theorie und Politik der Abfallwirtschaft. Berlin

Ossendorf A (1994) Entwicklung einer Konzeption für ein Umweltinformationssystem im Dienstleistungsbereich. Diplomarbeit, Fachhochschule Osnabrück, Fachbereich Wirtschaft

Stahlmann V (1988) Umweltorientierte Materialwirtschaft. Wiesbaden

Struck C (1996) Betriebliches Abfallwirtschaftskonzept für Krankenhäuser. Berlin

Verordnung über die Vermeidung von Verpackungsabfällen (Verpackungsverordnung - VerpackV) vom 12.6.1991

Abfallwirtschaft im Krankenhaus

E. Lindsiepe-Gierling

Inhaltsverzeichnis

1 Einleitung

Der Umgang mit Abfällen hat nach Jahren der Vernachlässigung eine Wertigkeit erhalten, die sich schon aus dem Wort „Abfallwirtschaft“ ergibt. Abfälle in Einrichtungen des Gesundheitswesens verursachen z.T. hohe Kosten, die in den Pflegesätzen nicht ausgewiesen werden, aber trotzdem von den Einrichtungen zu tragen sind. In der jetzigen Kostenrahmensituation aller Kliniken und Altenheime treten diese Ausgaben sehr schmerzhaft zu Tage.

Krankenhäuser und auch Altenheime sind vorrangig mit der Erhaltung bzw. der Wiederherstellung der Gesundheit betraut. Nur eine intakte Umwelt bildet die Voraussetzung für eine schnelle, erfolgreiche und dauerhafte Genesung und das Wohlfühlen des Patienten. Einrichtungen des Gesundheitswesens üben ebenso wie Industrie, Handel und Gewerbe Einflüsse auf die Umwelt aus. Darum sind Beschäftigte im Gesundheitswesen aktiv am betrieblichen Umweltschutz zu beteiligen.

Die Abfallwirtschaft stellt einen wesentlichen Bestandteil des betrieblichen Umweltschutzes eines Krankenhauses dar. Das Ziel der heutigen Abfallwirtschaft hat der Gesetzgeber allgemein und damit auch für Krankenhäuser gültig, explizit wie folgt benannt: Vermeidung von Abfall.

Lassen sich Abfälle nicht vermeiden, werden sie wiederverwertet. Der wiederverwertete Wertstoff, also das neue Produkt, wird so erneut in den Wirtschaftskreislauf integriert; das spart Rohstoffe und Energie. Für das Recycling von Wertstoffen ist eine sortenreine Wertstofftrennung erforderlich, die bereits bei der Sammlung der Abfälle in den Einrichtungen beginnen muß. Eine ungetrennte Abfallentsorgung kann heute keinesfalls mehr umweltbewußt bezeichnet werden.

Die Umstellung vom unbewußten „Verbrennen, Vergraben, Vergessen" zum bewußten, umweltfreundlichen Handeln trägt zur Erhaltung unseres Lebensraumes bei. Um das notwendige, richtige Sortieren von Abfällen im Krankenhaus zu erleichtern, tut es Not, den Beschäftigten einen Leitfaden an die Hand zu geben. Das Vermeiden von Abfällen als oberste Maxime kann durch den Einsatz von Mehrwegsystemen, durch umweltgerechten und verbrauchsorientierten Einkauf sowie durch den Einsatz neuer Techniken erreicht werden. Abfallvermeidung beginnt bei der Auswahl der Produkte, die zum Einsatz kommen sollen. Hier ist auf folgende Aspekte zu achten:

- Verpackungen,
- Materialzusammensetzung,
- Einweg- oder Mehrwegsysteme,
- Alternativen,
- Reparaturfreundlichkeit,
- Entsorgungsweg,
- Entsorgungskosten.

Entscheidend ist, zu überlegen, ob denn eine beabsichtigte Beschaffung von Materialien und sonstigen Produkten überhaupt notwendig ist? Die dabei zu berücksichtigenden rechtlichen und technischen Rahmenbedingungen sollen in diesem Beitrag näher beleuchtet werden.

2 Gesetzliches Rahmenwerk

Die Entsorgung der Abfälle aus Einrichtungen im Gesundheitswesen steht im Zusammenhang mit dem Umweltrecht, das als umfassendes Regelwerk zukünftig noch mehr Geltung bekommt, den Richtlinien des Arbeitsschutzes und denen des Robert-Koch-Instituts. Es gelten folgende gesetzliche Rahmenbedingungen, bei denen die Bundesgesetze einschließlich des untergesetzlichen Rahmenwerkes zu verstehen sind (Landesgesetze, Verordnungen, Verwaltungsvorschriften, Richtlinien, technische Anleitungen, kommunale Satzungen etc.):

- Bundesnaturschutzgesetz,
- Wasserhaushaltsgesetz,
- Kreislauf-Wirtschafts- und Abfallgesetz,
- Bundesimmissionsschutzgesetz,
- Atomgesetz,

- Energieeinsparungsgesetz,
- Chemikaliengesetz,
- Bundesdatenschutzgesetz,
- Tierkörperbeseitigungsgesetz,
- Bundesseuchengesetz,
- RKI-Richtlinie,
- LAGA-Katalog (Abfallartenkatalog der Länderarbeitsgemeinschaft für Abfall),
- Richtlinien der UVV und GuV,
- kommunale Abfallsatzungen.

Die oberste Maxime, das Vermeiden von Abfällen wird durch das Kreislauf-Wirtschafts-Gesetz (Krw/AbfG) ausgedrückt. Es regelt die Handhabung von Abfällen und die Verantwortlichkeit für das Erzeugen von Abfällen. Jede juristische und nichtjuristische Person ist verantwortlich für die Erzeugung von Abfällen.

3 Abfallmanagement

Die Abfallwirtschaft bzw. das Abfallmanagement oder auch „Materialverschwendungsmanagement" betrifft alle Bereiche in Einrichtungen des Gesundheitswesens. Sie beginnt bei der Beschaffung und endet bei der Beseitigung bzw. Verwertung. In bezug auf die Beschaffung von Materialien in einem Krankenhaus ist es erforderlich, sich selbst und Lieferanten sowie deren Lieferungen kritisch zu betrachten. Wichtige Aspekte sind:

- abfallarme Produkte und Verpackungen,
- Überprüfung der Notwendigkeit der beabsichtigten Beschaffung,
- Wahrung des Nachhaltigkeitsprinzips, d. h., Einsatz langlebiger oder mehrfach bzw. vielseitig nutzbarer Produkte,
- Großgebinde statt Klein- und Kleinstverpackungen,
- Einsatz umweltverträglicher Materialien zur Verringerung von Schadstoffströmen,
- Einsatz recyclebarer Materialien und Produkte, wobei unter Recycling an dieser Stelle hochwertige Nachfolgeprodukte verstanden werden.

Alle neu einzuführenden Artikel und Produkte sind von einer Fachkommission freizugeben. Denkbar wäre eine in den Einrichtungen installierte Umwelt-Arbeits-Gesundheits-Schutz-Arbeitsgruppe, bestehend aus

- der Fachkraft für Arbeitssicherheit,
- dem Zentraleinkauf,
- Apotheke,
- Pflege,
- ärztlichem Dienst,
- Abfallbeauftragtem (Umweltbeauftragtem),
- Hygienefachkraft,
- Betriebs- oder Personalrat.

Die Gruppe entwickelt Checklisten und führt „rankings" für jedes Produkt durch, bewertet dieses und entscheidet dann über den Einsatz jedes einzelnen Artikels in der eigenen Einrichtung. Diese Vorgehensweise existiert bereits in vielen Unternehmen der Industrie und führt dort zu hohen Einsparquoten im Verbrauch von Materialien und damit auch zur Senkung von Kosten.

Im folgenden sollen hier an den einzelnen Abfallfraktionen die Möglichkeiten der Vermeidung, Verminderung oder der besseren Verwertung aufgezeigt werden.

3.1 Betriebliche Gestaltung und Entsorgungswege

Die Komplexität und Aufgabenbreite eines Abfallmanagementsystems gestaltet es schwierig, allgemeingültige Vorgaben und Lösungen zu der Gestaltung der Betriebseinrichtung und Entsorgungswege zu geben. In Krankenhäusern sind in der Regel

- Betriebshof,
- Wirtschaftshof und
- Entsorgungswege

von abfallwirtschaftlicher Bedeutung. Hier sind sowohl organisatorisch als auch technisch Maßnahmen für ein effektives Abfallmanagement zu ergreifen.

Eindeutige Abläufe, definierte Schnittstellen und klare Kompetenzen sind Voraussetzung für ein optimal funktionierendes Abfallmanagement. Dazu gibt es verschiedene Ansätze und Umsetzungsvarianten, die jede Einrichtung des Gesundheitswesens individuell für sich finden muß. Beispielhaft soll auf einzelne Aspekte in bezug auf die organisatorische und technische Praxis in Krankenhäusern eingegangen werden:

- Sowohl Wirtschafts- als auch Entsorgungshof und die Entsorgungswege müssen kontrollierbar sein. Die Erfahrung hat gezeigt, daß zu viele parallel laufende nichtkontrollierte Arbeitsabläufe in der Abfallwirtschaft die Arbeitseffizienz gefährden. Eine Trennung der Verantwortlichkeiten für Entsorgungshof und Entsorgungswege ist daher nicht effektiv und sollte besser in einer Hand belassen sein.
- Als „Dienstleister“ agierende Hol- und Bringdienste vor Ort in den Einrichtungen ohne Schnittstellen mit dem Reinigungsdienst arbeiten am erfolgreichsten.
- Linear vollziehbare Ver- und Entsorgung, angefangen beim Abfallerzeuger über eine Zwischenstation bis hin zur Abgabe an die Entsorgungsfachbetriebe bleiben in jedem Schritt kontrollierbar. So kann an jeder Abfallanfallstelle das zu entsorgende Material von einem „Dienstleister“ zugleich gesichtet, kontrolliert und zur Zwischenstation in den vorgeschriebenen Fraktionen abtransportiert werden.
- In bezug auf die Installation von Trennsystemen sollten alle Farbkodierungen, die regional oder kommunal eingeführt sind, in den Einrichtungen des Gesundheitswesens übernommen werden, damit auch solche Mitarbeiterinnen und Mitarbeiter, solche Patientinnen und Patienten, die der deutschen Sprache nicht mächtig sind, an der Trennung teilhaben und die Abfalltrennsysteme auch nutzen können.

3.2 Abfallfraktionen in einem Krankenhaus

Eine Planung und Lenkung organisatorischer und technischer Aspekte des Abfallmanagements in einem Krankenhauses muß in Abhängigkeit von der Art und Menge von

Abfällen, die entsorgt und verwertet werden müssen, erfolgen. Im Rahmen einer Arbeitsgruppe (s. oben) werden unter Berücksichtigung der rechtlichen Vorgaben

- Vermeidungspotential,
- Anfallstellen,
- Sammelvorgang,
- Entsorgungsweg

analysiert, konzipiert und umgesetzt. Unter Berücksichtigung infektionspräventiver und umwelthygienischer Gesichtspunkte sind Abfälle in die 5 Abfallgruppen A bis E gegliedert (LAGA 1992). Diese Zuordnung ist nötig, um eine Gefährdung des Allgemeinwohls inner- und/oder außerhalb eines Krankenhauses zu verhindern.

Bevor über die im Rahmen eines Abfallmanagements zu erzielenden Kostenreduzierungen berichtet wird, soll dargestellt werden, auf welchem Weg und mit welchen Mitteln das erreicht wurde. Für jede Abfallgruppe werden einzelne Abfallarten, deren Vermeidungspotential, Entsorgung/Verwertung, Abfallstellen und Sammlung genannt.

3.2.1 Abfallgruppe A

Abfälle, die der Abfallgruppe A angehören, sind Abfälle, an deren Entsorgung aus infektionspräventiver und umwelthygienischer Sicht keine besonderen Anforderungen zu stellen sind.

Übersicht

Papier, Pappe, Kartons (PPK)

- **Abfallart:**
  - Zeitungen,
  - nicht datengeschützte Papiere,
  - Papierhandtücher,
  - Karton.
  - Es ist darauf zu achten, daß nur sauberes Papier bzw. Pappe in die Sammlung gegeben wird.
- **Möglichkeiten der Vermeidung/Verminderung:**
  - Einführung von Pfandsystemen anstelle von Papier, Pappe, Verpackungen,
  - ökologische Beschaffung und Bewußtseinsbildung im gesamten Verwaltungswesen, z. B.:
  - Vereinheitlichung von Formularen,
  - Einführung von Pendelmappen oder Pendelbriefumschlägen,
  - doppelseitiges Kopieren bei Vervielfältigungen,
  - Ausdruck von PC-Seiten auf Schmierpapier zum Ausprobieren von Layout usw.,
  - Einsatz von Faxgeräten mit Miniprotokollen anstelle einer DIN A 4-Seite.
- **Entsorgungsweg:**
  - Recycling: Die PPK-Fraktion stellt heute ein gefragtes Wirtschaftsgut dar und aus diesem Grund sollte der Entsorger gut ausgewählt sein. Die Möglichkeiten, auf eine preiswerte Entsorgung bzw. Verwertungsquote zu kommen, ist verhandlungsabhängig.
- **Anfallstellen:**
  - alle Bereiche.

- **Sammlung:**
  - Im Patientenzimmer haben sich aufgestellte Büroaktenkörbchen bewährt. Zentral gelagert auf dem Tisch im Zimmer können Patienten, die gehfähig sind, ihre Zeitungen und Zeitschriften dort entsorgen. Als zentrale Möglichkeit bietet sich auf jeder Station oder in allen anderen Bereichen die Aufstellung von Papiersäcken oder Sammelgefäßen mit der Farbkodierung „Papier" an.
- **Verantwortung,**
  - jede Bereichsleitung,
  - Abfallbeauftragte/r,
  - Hygienefachkraft,
  - Arbeitssicherheitsfachkraft.

Übersicht

Datenschutzpapier

- **Abfallart:**
  - Computerausdrucke,
  - alle datengeschützte Papiere,
- **Möglichkeiten der Vermeidung/Verminderung:**
  - digitale Datenaufnahme.
- **Entsorgungsweg:**
  - Recycling.
  - Rechnungen, alle Akten, alle Materialien, die patientenbezogene oder betriebsinterne Daten aufweisen, die auf keinen Fall nach außen dringen dürfen.
- **Anfallstellen:**
  - alle Bereiche, insbesondere Verwaltung.
- **Sammlung:**
  - Es gibt zwei Möglichkeiten der Sammlung. Einmal einen oder mehrere Reißwölfe dezentral einzusetzen, zum zweiten aber eine Entsorgungsfirma zu beauftragen, Aluminiumbehältnisse aufzustellen und diese in regelmäßigen Abständen zu entsorgen. Es macht auf jeden Fall Sinn, zu prüfen, ob die Anschaffung von Reißwölfen sich lohnt, da heute die Aluminiumbehältnisse relativ preiswert zu entsorgen sind. Dabei muß berücksichtigt werden, daß die Anschaffung dezentraler Reißwölfe nicht nur relativ viel Investitionskapital verlangt, sondern auch Reparaturen erforderlich macht, die das Aufstellen der Aluminiumbehältnisse in keiner Weise mit sich bringt.
- **Verantwortung:**
  - jede Bereichsleitung,
  - Abfallbeauftragte/r,
  - Datenschutzbeauftragte/r.

Übersicht

Altglas

- **Abfallart:**
  - Infusionsflaschen,
  - Einweggetränke- oder auch andere Flaschen und
  - Infusionsflaschen.

- **Entsorgungsweg:**
  - Recycling: Altglas wird eingeschmolzen und zu neuem Glas verarbeitet oder für den Straßenbau verwendet. Durch Glasrecycling werden Rohstoffe und Energie eingespart. Um allerdings hochwertiges Recyclingglas herstellen zu können, ist es wichtig, das Glas sortenrein und nach Farben getrennt zu sammeln.
- **Anfallstellen:**
  - alle Stationsbereiche, Kantinen und Zentralküchen.
- **Sammlung:**
  - Station I (Patientenversorgung ohne Tablettsystem): Speiseabfälle, die auf den Stationen anfallen werden in die hierfür vorgesehenen Schweineeimer entsorgt. Diese Behälter können dann von einen Transportdienst täglich geleert und gereinigt werden. Die Speiseabfälle können einmal wöchentlich von einem Landwirt abgeholt werden, der eine Verwertungsanlage nach dem Tierkörperbeseitigungsgesetz betreibt und anschließend kann das Viehfutter an Nutztiere verfüttert werden. Der Entsorgungsweg sieht 3 Stationen vor, die jahreszeiten-bezogen sehr sorgfältig eingehalten werden sollten. Die Speisen in den Schweineeimern sollten auf den Stationen möglichst zeitnah, z. B. nach dem Abendessen, entsorgt werden, damit es in wärmeren Jahreszeiten nicht zu Schimmelpilz- oder Sporenbefall kommen kann.
  - Station II (Sammelstation): Für das Abholen durch den Landwirt sollte eine automatische Eimerwaschanlage (Funktionsmechanismus wie eine Bierglasspüle am Gasthaustresen) installiert sein und außerdem die Möglichkeit der Kühlung der Transportgefäße bestehen.
  - Station III (Aufbereitungsanlage): Entsorgung bzw. Verwertung über eine in der Regel externe, genehmigte Aufbereitungsanlage.
- **Verantwortung:**
  - jede Bereichsleitung,
  - Hygienefachkraft,
  - Abfallbeauftragte/r.

Übersicht

Restmüll

- **Abfallart:**
  - Als Restmüll wird alles bezeichnet, was entweder gar nicht oder nicht eindeutig einer der anderen Abfallgruppen zugeordnet und keiner Verwertung mehr zugeführt werden kann. Zum Restabfall gehören z. B. verunreinigte Verpackungen, Tupferverbände, Pflaster, Schlauchsysteme, Einmalporzellan, Keramikbruch und Windeln.
- **Möglichkeiten der Vermeidung/Verminderung:**
  - Restmüll kann anderen Abfallarten nicht eindeutig zugeordnet werden und besitzt aufgrund seiner Morphologhie und heterogenen Zusammensetzung in der Regel ein nur geringes Vermeidungspotential. Bevor es zum Restmüll kommt, sollten alle Vemeidungspotentiale ausgeschöpft sein (s. oben). Durch die kontrollierte Freigabe von Artikeln und Produkten in den Einrichtungen werden die Restmülltonnen auf ein Minimum reduziert.
- **Entsorgungsweg:**
  - Hausmüllverbrennungsanlage (HMV),
  - Hausmülldeponie (HMD).
- **Anfallstellen:**
  - alle Bereiche.
- **Sammlung:**
  - Gesammelt werden kann Restmüll in Säcken oder Abfallbehältnissen, die entweder die Farbkodierung oder einer andere Kennzeichnung erhalten sollten, die mit den kommunalen Gepflogenheiten übereinstimmen.
- **Verantwortung:**
  - jede Bereichsleitung,
  - Abfallbeauftragte/r.

- **Entsorgungsweg:**
  - Recycling: Altglas wird eingeschmolzen und zu neuem Glas verarbeitet oder für den Straßenbau verwendet. Durch Glasrecycling werden Rohstoffe und Energie eingespart. Um allerdings hochwertiges Recyclingglas herstellen zu können, ist es wichtig, das Glas sortenrein und nach Farben getrennt zu sammeln.
- **Anfallstellen:**
  - alle Stationsbereiche, Kantinen und Zentralküchen.
- **Sammlung:**
  - Station I (Patientenversorgung ohne Tablettsystem): Speiseabfälle, die auf den Stationen anfallen werden in die hierfür vorgesehenen Schweineeimer entsorgt. Diese Behälter können dann von einen Transportdienst täglich geleert und gereinigt werden. Die Speiseabfälle können einmal wöchentlich von einem Landwirt abgeholt werden, der eine Verwertungsanlage nach dem Tierkörperbeseitigungsgesetz betreibt und anschließend kann das Viehfutter an Nutztiere verfüttert werden. Der Entsorgungsweg sieht 3 Stationen vor, die jahreszeiten-bezogen sehr sorgfältig eingehalten werden sollten. Die Speisen in den Schweineeimern sollten auf den Stationen möglichst zeitnah, z. B. nach dem Abendessen, entsorgt werden, damit es in wärmeren Jahreszeiten nicht zu Schimmelpilz- oder Sporenbefall kommen kann.
  - Station II (Sammelstation): Für das Abholen durch den Landwirt sollte eine automatische Eimerwaschanlage (Funktionsmechanismus wie eine Bierglasspüle am Gasthaustresen) installiert sein und außerdem die Möglichkeit der Kühlung der Transportgefäße bestehen.
  - Station III (Aufbereitungsanlage): Entsorgung bzw. Verwertung über eine in der Regel externe, genehmigte Aufbereitungsanlage.
- **Verantwortung:**
  - jede Bereichsleitung,
  - Hygienefachkraft,
  - Abfallbeauftragte/r.

Übersicht

Restmüll

- **Abfallart:**
  - Als Restmüll wird alles bezeichnet, was entweder gar nicht oder nicht eindeutig einer der anderen Abfallgruppen zugeordnet und keiner Verwertung mehr zugeführt werden kann. Zum Restabfall gehören z. B. verunreinigte Verpackungen, Tupferverbände, Pflaster, Schlauchsysteme, Einmalporzellan, Keramikbruch und Windeln.
- **Möglichkeiten der Vermeidung/Verminderung:**
  - Restmüll kann anderen Abfallarten nicht eindeutig zugeordnet werden und besitzt aufgrund seiner Morpholohgie und heterogenen Zusammensetzung in der Regel ein nur geringes Vermeidungspotential. Bevor es zum Restmüll kommt, sollten alle Vemeidungspotentiale ausgeschöpft sein (s. oben). Durch die kontrollierte Freigabe von Artikeln und Produkten in den Einrichtungen werden die Restmülltonnen auf ein Minimum reduziert.
- **Entsorgungsweg:**
  - Hausmüllverbrennungsanlage (HMV),
  - Hausmülldeponie (HMD).
- **Anfallstellen:**
  - alle Bereiche.
- **Sammlung:**
  - Gesammelt werden kann Restmüll in Säcken oder Abfallbehältnissen, die entweder die Farbkodierung oder einer andere Kennzeichnung erhalten sollten, die mit den kommunalen Gepflogenheiten übereinstimmen.
- **Verantwortung:**
  - jede Bereichsleitung,
  - Abfallbeauftragte/r.

Übersicht

Verpackungsabfall (DSD, Grüner Punkt)

- **Abfallart:**
  - Zu diesen Abfällen, die auch als DSD-Abfälle bezeichnet werden, gehören alle Verkaufsverpackungen. Sie werden z.B. von der DSD (Duales System Deutschland GmbH) gesammelt und wiederverwertet. Auch hierbei ist es wichtig, daß Fehlwürfe vermieden werden, um so die Sortenreinheit zu garantieren.
  - Zur Wiederverwertung zurückgenommen werden Folien, Sterilverpackungen, Styropor, Tetrapacks, Verbundstoffe (Joghurtbecher, Aluverpackungen, Getränkedosen, Weißblechverpackungen, Kunststoffflaschen, Verpackungsmaterial von Lebensmitteln (löffelrein bzw. restentleert).
  - Nicht zurückgenommen werden verunreinigte Verpackungen z.B. durch Speisereste, Spritzen, Kanülen, Tupfer, Infusionssysteme, Skalpelle, Einwegrasierer, Verbände, Handschuhe, Hygienepapier.
- **Möglichkeiten der Vermeidung/Verminderung:**
  - verpackungsarme und ökologische Beschaffung (Anhang A).
- **Entsorgungsweg:**
  - Recycling.
- **Anfallstellen:**
  - alle Bereiche.
- **Sammlung:**
  - gelbe Säcke oder gelbe Tonnen.
- **Verantwortung:**
  - jede Bereichsleitung,
  - Hygienefachkraft,
  - Abfallbeauftragte/r.

Übersicht

Bauschutt, Baustellenabfälle

- **Abfallart:**
  - Bauschutt- und Baustellenabfälle, die bei Baumaßnahmen entstehen.
- **Möglichkeiten der Vermeidung/Verminderung:**
  - keine.
- **Entsorgungsweg:**
  - Recycling.
- **Anfallstellen:**
  - Baustellen im Bereich der Einrichtungen.
- **Sammlung:**
  - Diese Materialien können in einem Container gesammelt werden und dann in eine Aufbereitungsfirma abgefahren werden.
- **Verantwortung:**
  - betroffene Bereichsleitung,
  - Abfallbeauftragte/r.

Übersicht

Elektronikschrott

- **Abfallart:**
  - Medizintechnische und elektrotechniche Altgeräte.
- **Möglichkeiten der Vermeidung/Verminderung:**
  - bedarfsgerechte und ökologische Beschaffung.
- **Entsorgungsweg:**
  - Recycling.
- **Anfallstellen:**
  - alle Bereiche.
- **Sammlung:**
  - Zentral besteht fast immer die Möglichkeit, in der Werkstatt oder der Hausmeisterei diese Materialien zu sammeln. Bei alten aber noch funktionstüchtigen Geräten besteht evtl. die Möglichkeit, diese an eine Gerätebörse abzugeben. Bei der Wahl des Entsorgers ist es nützlich, auf regionale kompetente karitative Einrichtungen zurückzugreifen, da diese in der Regel kostengünstiger arbeiten als konventionelle Großgeräte- und Medizingerätehersteller.
- **Verantwortung:**
  - betroffene Bereichsleitung,
  - Abfallbeauftragte/r.

Übersicht

Gartenabfälle

- **Abfallart:**
  - Rasenschnitt, Strauchschnitt, Laub, gehäckselte Äste.
- **Möglichkeiten der Vermeidung/Verminderung.**
  - bedarfsgerechte und ökologische Beschaffung.
- **Entsorgungsweg:**
  - Recycling,
  - biologische Verwertung.
- **Anfallstellen:**
  - Grünanlagen der Einrichtungen.
- **Sammlung:**
  - Gartenabfälle können dem Recycling oder der Kompostierung zugeführt werden. Das kann entweder im hauseigenen Gelände oder aber in einer Grünabfallbioverwertungsanlage geschehen. Rasenschnitt, Laub, Strauchschnitte und gehäckselte Äste können humusfördernd und kostenfrei unter Bäume und Büsche verbracht werden.
- **Verantwortung:**
  - betroffene Bereichsleitung,
  - Abfallbeauftragte/r.

Übersicht

Sperrmüll

- **Abfallart:**
  - entrümpelte Gegenstände aus allen Klinikbereichen.
- **Möglichkeiten der Vermeidung/Verminderung:**
  - keine.
- **Entsorgungsweg:**
  - Hausmüllverbrennungsanlage (HMV),
  - Hausmülldeponie (HMD).
- **Anfallstellen:**
  - alle Stations- und Funktionsbereiche.
- **Sammlung:**
  - Diese Abfälle sollten genauestens auf Wiedereinsetzbarkeit überprüft werden. So sind karitative Verbände und Einrichtungen oft dankbar für gut erhaltenes Mobiliar und Gerät.
- **Verantwortung:**
  - jede Bereichsleitung,
  - Abfallbeauftragte/r.

Übersicht

Eisenschrott

- **Abfallart:**
  - Metallabfälle, z. B. stählerne Nachtschränke, Stuhlbeine, Betten usw.
- **Möglichkeiten der Vermeidung/Verminderung:**
  - keine.
- **Entsorgungsweg:**
  - Recycling.
- **Anfallstellen:**
  - alle Bereiche.
- **Sammlung:**
  - Eine Verwertungsmöglichkeit ist die über „Schrotthändler", welche die Materialien in die Eisenverhüttung verbringen. „Schrotthändler" nehmen bevorzugt sortenreinen Schrott mit einem hohen Stahl- oder Eisenanteil.
- **Verantwortung:**
  - jede Bereichsleitung,
  - Abfallbeauftragte/r.

3.2.2 Abfallgruppe B

Zur Abfallgruppe B zählen Abfälle, an deren Entsorgung aus infektionspräventiver Sicht innerhalb des Krankenhauses besondere Anforderungen zu stellen sind (geschlossene Systeme).

Übersicht

Spitzabfälle

- **Abfallart:**
  - Spitzabfälle sind Gegenstände, von denen eine erhebliche Verletzungsgefahr ausgeht, also Spritzen, Brechampullen, Skalpelle, Einwegrasierer etc. Diese Abfälle dürfen nicht in Abfallsäcke geworfen werden.
- **Möglichkeiten der Vermeidung/Verminderung.**
  - keine.
- **Entsorgungsweg:**
  - Hausmüllverbrennungsanlage (HMV),
  - Hausmülldeponie (HMD).
- **Anfallstellen:**
  - alle Stations- und Funktionsbereiche.
- **Sammlung:**
  - Oberste Maxime für das Sammeln von Spitzabfällen ist die Sicherheit der Beschäftigten. Das gilt natürlich auch für andere Abfallfraktionen, aber in diesem Fall geht es primär um die Vermeidung von Stechunfällen. Eine Sammlung ist daher nur in festen Gebinden möglich, die von Spitzabfällen nicht durchstoßen werden können.
- **Verantwortung:**
  - jede Bereichsleitung,
  - Hygienefachkraft,
  - Abfallbeauftragte/r,
  - Arbeitssicherheitsfachkraft.

Übersicht

Feuchtigkeitsintensive B-Abfälle

- **Abfallart:**
  - Thoraxdrainagesysteme,
  - Redonflaschen,
  - Absaugbehältnisse aus Anästhesie und Operationsbereichen.
- **Möglichkeiten der Vermeidung/Verminderung:**
  - Die Umstellung, so weit wie möglich, auf Mehrwegsysteme, ansonsten bleibt nur eine gesetzeskonforme und sorgfältig geplante Entsorgung.
- **Entsorgungsweg:**
  - Hausmüllverbrennungsanlage (HMV) oder
  - Hausmülldeponie (HMD).
- **Anfallstellen:**
  - alle Stations- und Funktionsbereiche.
- **Sammlung:**
  - Tonnen aus Recyclingmaterial, die mit einem Deckel dicht zu verschließen und durchstichsicher sind.
- **Verantwortung:**
  - jede Bereichsleitung,
  - Hygienefachkraft,
  - Abfallbeauftragte/r,
  - Arbeitssicherheitsfachkraft.

3.2.3
Sonderabfälle (C- und D-Abfälle)

Sonderabfälle sind Abfälle, die nach Art, Beschaffenheit und Menge in besonderem Maße explosiv, brennbar, gesundheits-, luft- und wassergefährdend sind oder Erreger übertragbarer Krankheiten enthalten und hervorbringen können. Sie sind den Abfallgruppen C und D zugeordnet, die Abfälle beinhalten, an deren Entsorgung besondere Anforderungen innerhalb und außerhalb des Krankenhauses zu stellen sind. Die Abfallgruppe C beinhaltet meldepflichtige Abfälle nach § 10a BSeuchG. In der Abfallgruppe D sind besonders überwachungsbedürftige Abfälle nach Krw/AbfG bzw. BestbüAbfV enthalten.

Übersicht

Infektiöse Abfälle

- **Abfallart:**
  - Bei Patienten mit übertragbaren Erkrankungen können Infektionen durch Ausscheidungen des Patienten und Gegenstände aus seinem Umfeld auf andere Personen übertragen werden. Bei folgenden Erkrankungen müssen nach dem derzeitigen Stand infektiöse Abfälle von anderen Abfällen getrennt gesammelt, behandelt und entsorgt werden:
    Amöbenruhr, Brucellose, Cholera, Creutzfeldt-Jacobs-Erkrankung, Diphterie, Echinokokkose, Lepra, Maul- und Klauenseuche, Milzbrand, Paratyphus A, B und C, Pest, Pocken, Poliomyelitis, Q-Fieber, Rotz, Tollwut, Tularämie, Typhus abdominalis, virusbedingtes hämorrhagisches Fieber, Tuberkulose (offen, aktiv).
- **Möglichkeiten der Vermeidung/Verminderung:**
  - keine.
- **Entsorgungsweg:**
  - Sonderabfallverbrennung (SAV),
  - Unter-Tage-Deponie (UTD).
- **Anfallstellen:**
  - alle Stations- und Funktionsbereiche, insbesondere Infektionsstationen.
- **Sammlung:**
  - baumustergeprüfte 30 oder 60 l Tonnen mit dem entsprechenden Aufkleber für infektiöse Abfälle. Die Tonnen sollten kontrolliert über eine Anforderungsliste ausgegeben werden. Das verschafft einen Überblick über die Anzahl im Umlauf befindlicher Tonnen, gewährleistet den richtigen Umgang mit den Tonnen und schafft Entsorgungssicherheit.
- **Verantwortung:**
  - jede Bereichsleitung,
  - Hygienefachkraft,
  - Abfallbeauftragte/r,
  - Arbeitssicherheitsfachkraft.

Übersicht

Besonders überwachungsbedürftige Abfälle

- **Abfallart:**
  - Laborabfälle und Chemikalienreste (Laugen, Säuren, lösehaltige Chemieabfälle, Analysenreste, Altchemikalien),
  - Desinfektions- und Reinigungsmittel mit abgelaufenem Haltbarkeitsdatum,
  - Spritzdosen (z. B. Insektenvernichtungsmittel),
  - zerbrochene Quecksilberthermometer.
- **Möglichkeiten der Vermeidung/Verminderung:**
  - Nicht mehr verwendbare Desinfektionsmittel stellen ein Problem der zeitnahen Beschaffung dar. Durch eine bedarfsangepaßte Beschaffung kann eine Entsorgung nichtgenutzter Mittel vermieden werden.
  - Andere Gefahrstoffe können durch die Erstellung eines Gefahrstoffkatasters und dessen Pflege z. T. durch ungefährliche Ersatzstoffe ausgetauscht werden oder aber fallen durch sorgfältige Prüfung vielleicht weg.
  - Schadstoffe können auch dadurch gemindert werden, daß Ablauf und Arbeitsorganisation dezentraler Laborteile überprüft und zentralisiert werden. Auch in diesem Fall setzt die Vermeidung wieder bei der Beschaffung an.
- **Entsorgungsweg:**
  - Sonderabfallverbrennung (SAV),
  - Unter-Tage-Deponie (UTD),
  - chemisch-physikalische Behandlungsanlage (CPB).
- **Anfallstellen:**
  - alle Bereiche.
- **Sammlung:**
  - Gesammelt werden Restmengen in Originalbehältnissen, die für den Transport in gefahrgutsichere Transportkisten verpackt werden. Von dort aus gehen sie in ein Schadstoffsammel- oder Bereitstellungslager, wo sie bis zum Abtransport durch ein autorisiertes Unternehmen aufbewahrt werden.
- **Verantwortung:**
  - betroffene Bereichsleitung,
  - Hygienefachkraft,
  - Abfallbeauftragte/r,
  - Arbeitssicherheitsfachkraft,
  - Gefahrgutbeauftragte/r.

Übersicht

Batterien

- **Abfallart:**
  - Batterien und Akkumulatoren.
- **Möglichkeiten der Vermeidung/Verminderung:**
  - Einsatz von Akkumulatoren ohne Memoryeffekt, d. h. solche, die sich komplett energetisch entladen und komplett wieder aufladen lassen.
- **Entsorgungsweg:**
  - Recycling,
  - Sonderabfallverbrennung (SAV),
  - Hausmüllverbrennungsanlage (HMV).

- **Anfallstellen:**
  - alle Bereiche.
- **Sammlung:**
  - Batterien sollten immer als Monofraktion gesammelt werden, auch wenn sie ausgewiesen sind zur Hausmüllentsorgung. Batterien können sich restentladen, wenn sie auf Metall treffen und verursachen dann im Restmüll Schwelbrände.
  - Eine Möglichkeit der Sammlung besteht darin, in Werkstatt oder Hausmeistereien Batterien in einem Sammelbehältnis zu sammeln und diese von einen Recyclingbetrieb abholen zu lassen.
- **Verantwortung:**
  - jede Bereichsleitung,
  - Abfallbeauftragte/r,
  - Arbeitssicherheitsfachkraft,
  - Gefahrgutbeauftragte/r.

Übersicht

Leuchtstoffröhren

- **Abfallart:**
  - Leuchtstoffröhren, Glühbirnen, Energiesparlampen, Pflanzenlampen usw.
- **Möglichkeiten der Vermeidung/Verminderung:**
  - Einsatz, sofern möglich, von Energiesparlampen.
- **Entsorgungsweg:**
  - Recycling: Leuchtstoffröhren haben eine relativ hohe Verwertbarkeitsquote und sollten daher einem Recyclingbetrieb zugeführt werden. Bei den Leuchtstoffröhren werden das Glas, die Aluminiumkappen und das Leuchtgas der Verwertung zugeführt.
- **Anfallstellen:**
  - alle Bereiche.
- **Sammlung:**
  - In Hausmeisterei, Werkstatt oder in einem getrennten Raum Lampen sammeln, bis eine transportfähige Menge zusammengekommen ist.
- **Verantwortung.**
  - jede Bereichsleitung,
  - Abfallbeauftragte/r,
  - Arbeitssicherheitsfachkraft,
  - Gefahrgutbeauftragter.

Übersicht

Entwickler, Fixierbäder

- **Abfallart:**
  - Fixierbäder und Entwicklerbäder aus Fotolabors bzw. der Radiologie.
- **Möglichkeiten der Vermeidung/Verminderung:**
  - Durch den Einsatz von Recyclinggeräten, die von allen Fotochemikalienherstellern angeboten werden, lassen sich bis zu 40% der üblicherweise eingesetzten Chemikalien einsparen. Die Recyclinggeräte amortisieren sich je nach Anfallstelle in der Regel innerhalb von 2 bis 3,5 Jahren.

- **Entsorgungsweg:**
  - Recycling,
  - Sonderabfallverbrennung (SAV),
  - chemisch-physikalische Behandlungsanlage (CPB).
- **Anfallstellen:**
  - Fotolabore,
  - Linksherzkathetermeßplätze,
  - Radiologien und
  - Linearbeschleuniger,
  - radiologische Arbeitsplätze in der Urologie in den Ambulanzen.
- **Sammlung:**
  - Entwickler und Fixierbäder werden je nach Abfallmenge entweder in Großraumtanks oder in Kanistern (Labor) aufgefangen und müssen als Sonderabfall aufbereitet werden. Die in den Bädern enthaltenen umweltschädlichen Substanzen (Sulfit, Sulfat etc.) würden die biologische Reinigungsstufe einer Kläranlage erheblich schädigen. Das macht eine Vorbehandlung durch einen fotochemischen Betrieb unabdingbar. In einem solchen Betrieb wird das Silber, das in den Bädern enthalten ist, zurückgewonnen. Ähnlich wird mit den Röntgenfilmen verfahren. Auch hier wird am Ende der Aufbereitung Silber zurückgewonnen und das gewaschene Zelluloid kann als Folien wieder in den Handel gebracht werden.
- **Verantwortung:**
  - betroffene Bereichsleitung,
  - Abfallbeauftragte/r,
  - Arbeitssicherheitsfachkraft,
  - Gefahrgutbeauftragter.

Übersicht

Zytostatikaabfälle

- **Abfallart:**
  - Medikamente, die zur Chemotherapie bei krebskranken Patienten eingesetzt werden.
- **Möglichkeiten der Vermeidung/Verminderung:**
  - keine.
- **Entsorgungsweg:**
  - Hausmüllverbrennungsanlage (HMV),
  - Sonderabfallverbrennung (SAV),
  - Hausmülldeponie (HMD),
  - Unter-Tage-Deponie (UTD).
- **Anfallstellen:**
  - dezentrale Stationen mit Berner Boxen oder
  - (hoffentlich zukünftig nur noch) zentrale Zytostatikalabors.
- **Sammlung:**
  - Es ist zu unterscheiden zwischen stark und schwachkontaminiertem Material: Als stark kontaminiertes Material gelten die Reste der Zytostasenreinsubstanz und die benutze Kanüle für die Zubereitung der Applikation. Diese müssen in baumustergeprüften Tonnen entsorgt werden (SAV). Als schwachkontaminierte Materialien gelten alle Schutzvorrichtungen, wie Handschuhe, Moltexunterlagen, Mund- und Ärmelschutz oder Kittel sowie Restinfusionen und Infusionssysteme. Alle diese Materialien werden als B-Müll oder Restmüll entsorgt.
  - Die Zubereitung der Zytostatika gehört grundsätzlich in die Hand des Apothekers. Die zentrale Aufbereitung schützt nicht nur den Menschen vor den Gefahren, sondern auch das Budget der Klinik. Seit Jahren

arbeiten und forschen folgende Institutionen in dem Gebiet der Zytostatika und sind kompetente Ansprechpartner: IUTA, Heinrich-Heine-Universität Düsseldorf sowie die medizinischen Einrichtungen der TH Hannover, Zentralapotheke.

- **Verantwortung:**
  - betroffene Bereichsleitung,
  - Abfallbeauftragte/r,
  - Arbeitssicherheitsfachkraft,
  - Gefahrgutbeauftragter.

Übersicht

Altmedikamente

- **Abfallart:**
  - Medikamente, die nicht mehr eingesetzt werden dürfen, mit Ausnahme der Zytostatika, die extra entsorgt werden müssen (s. oben).
- **Möglichkeiten der Vermeidung/Verminderung:**
  - bedarfsgerechte Beschaffung.
- **Entsorgungsweg:**
  - Hausmüllverbrennungsanlage (HMV),
  - Hausmülldeponie (HMD).
- **Anfallstellen:**
  - alle Stationen und Apotheken.
- **Sammlung:**
  - In 1 l-Desinfektionsmittelkanistern, die dann in den Restmüll gegeben werden. Es ist darauf zu achten, ob die Altmedikamente anschließend in die Hausmüllverbrennungsanlage gehen oder auf eine Deponie gebracht werden. Werden Altmedikamente auf die Hausmülldeponie gegeben, so müssen sie in geschlossenen Behältnissen gesammelt und zentral entsorgt werden. Gibt es für die Entsorgung die Möglichkeit der Hausmüllverbrennungsanlage, so können die Medikamente direkt in den Restmüll gegeben werden.
- **Verantwortung:**
  - betroffene Bereichsleitung,
  - Abfallbeauftragte/r,
  - Arbeitssicherheitsfachkraft,
  - Gefahrgutbeauftragter.

3.2.4 Körper- und Organabfälle (E-Abfälle)

Abfälle, an deren Entsorgung aus ethischer Sicht besondere Anforderungen zu stellen sind, werden der Abfallgruppe E zugeordnet. Dazu gehören Organe, Körperteile oder gefüllte Blutbeutel. Diese Abfälle dürfen nur in Sonderabfallverbrennungsanlagen verbrannt werden.

3.2.5 Radioaktive Abfälle

Im medizinischen Bereich werden radioaktive Stoffe z. B. in Röntgengeräten oder in der Labordiagnostik eingesetzt. Der Umgang und die Handhabung damit und den entstehenden Abfallmengen regelt das Atomgesetz (AtG) und die Strahlenschutzverordnung (StrSchV).

- Abfallart:
  radioaktive Reststoffe, z.B. Radiumnadeln, Nuklide, Technetium-Generatoren, Szintillationsröhrchen, kontaminierte Tupfer, Spritzen, Kanülen usw.
- Möglichkeiten der Vermeidung/Verminderung:
  so gut wie keine.
- Entsorgungsweg:
  Die StrSchV schreibt eine Ablieferungspflicht vor, bei der spezielle Entsorger die Abfälle zu Landessammelstellen bringen. Davon ausgenommen sind z. B. sog. Abkling- oder Freistellabfälle.
- Anfallstellen:
  alle Stationen und Apotheken.
- Sammlung:
  Radioaktive Abfälle sind getrennt von anderen Abfällen in speziellen Behältern zu sammeln. Optimal ist eine weitere Trennung in bezug auf die einzelnen Nuklide.
- Verantwortung:
  betroffene Bereichsleitung,
  Abfallbeauftragte/r,
  Strahlenschutzbeauftragter,
  Arbeitssicherheitsfachkraft,
  Gefahrgutbeauftragter.

4 Erfahrungen und Einsparungen von 1993 bis 1996

Die Effizienz der genannten Maßnahmen und Entsorgungswege läßt sich mit Kennzahlen darstellen. Solche Kennzahlen bieten die Möglichkeit Vergleiche durchzuführen und zeitliche Verläufe darzustellen. Sie bringen Transparenz in die Komplexität des betrieblichen Umweltschutzes von Einrichtungen des Gesundheitswesens und bilden eine Grundlage, Ziele zu stecken bzw. weitere Maßnahmen abzuleiten. Häufig verwendete Kennzahlen sind Angaben zu den umgesetzten Massen (kg, t), Volumina (l, m^3) und Kosten der Entsorgung (DM).

Im Rahmen der erläuterten Maßnahmen und Vermeidungsstrategien, die in einem Krankenhaus mit 1.500 Betten durchgeführt wurden, konnten z. T. deutliche Erfolge erzielt werden. Unter Erfolg ist die Reduzierung von Abfallmengen und Kosten der Entsorgung bzw. Beschaffung zu verstehen.

Im Bereich der Abfallgruppe A konnte aufgrund der beschriebenen Maßnahmen die Hausmüllfraktion innerhalb von 3 Jahren um 35% gesenkt werden (Abb. 4.1). Einen wesentlichen Beitrag leistete das getrennte Erfassen einzelner Fraktionen. Abfälle wie Glas, Sperrmüll und DSD-Wertstoffe, die seit 1993 einen getrennten Entsorgungsweg gehen, mindern die Hausmüllmenge. Die Verwertung von Papier, Pappe und Kartons (PPK) konnte von 1993 bis 1996 um 56% gesteigert werden. Je nach Verwertungspreis sind hierbei u. U. Erlöse zu erzielen.

Abfälle der Abfallgruppen C und E gelten in Hinblick auf ihre Entsorgung als problematisch und werden daher in der Regel in kostenintensiven Sonderabfallverbren-

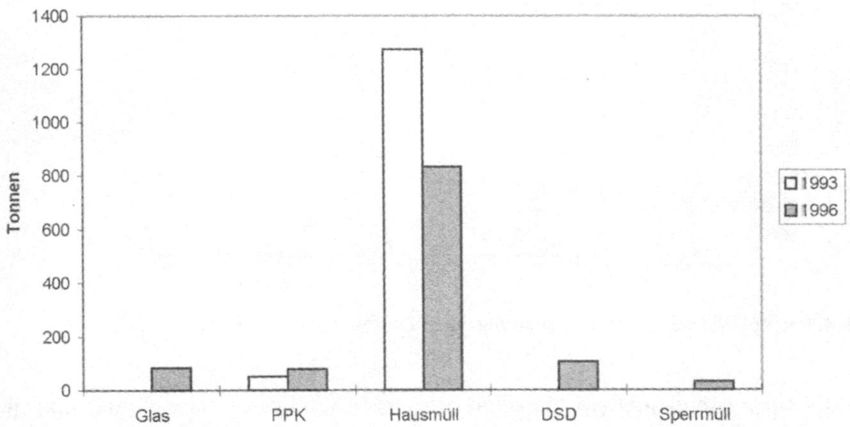

Abb. 4.1. Hausmüllreduzierung durch Trennen in Restmüll und Verwertung

nungsanlagen entsorgt. Durch sorgfältiges Trennen konnten von 1993 bis 1996 die zu entsorgenden Mengen um 48% und die damit verbundenen Kosten um 61% gesenkt werden (Abb. 4.2).

Vereinzelte Maßnahmen wurden in Form von Projekten umgesetzt. So fiel auf, daß Gefahrenstoffe in der Regel in einer Sonderabfallverbrennung zu relativ hohen Kosten entsorgt werden müssen. Zum Beispiel die Entsorgung des in der Histologie in großen Mengen verwendeten Xylols konnte durch den Einsatz einer Destillationsanlage deutlich reduziert werden. Das zu entsorgende Recyclat hat je nach Verunreinigung des

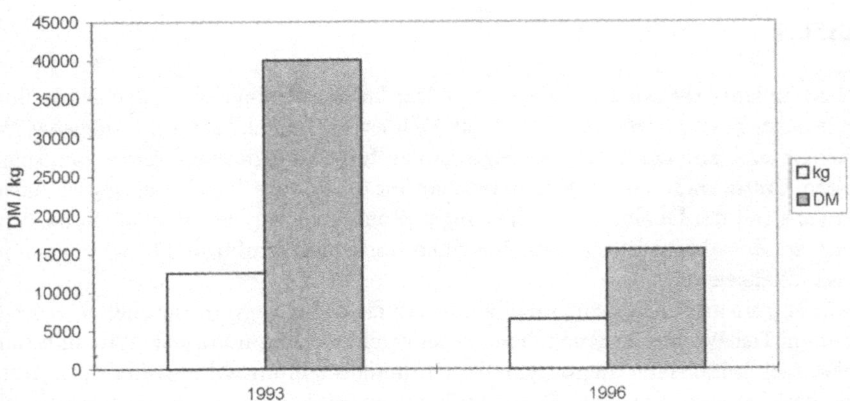

Abb. 4.2. Reduzieren der C- und E-Abfälle durch sorgfältiges Trennen

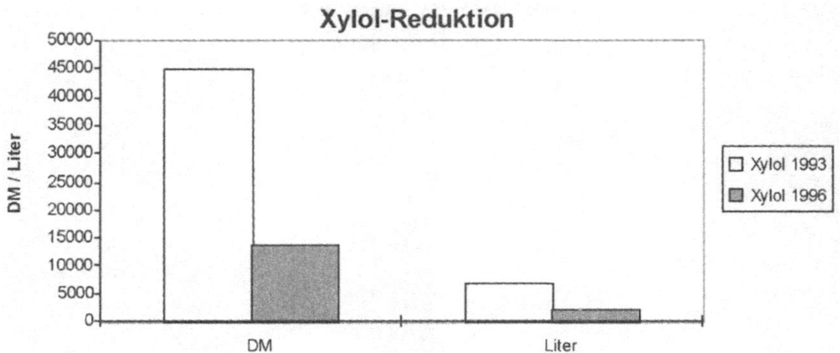

Abb. 4.3. Reduktion der Xylolneubeschaffung durch Einsatz eines Xylolrecyclers

Xylols einen Abfallanteil von ungefähr 15–20%. Das Entsorgungsvolumen und die Entsorgungskosten sanken von 1993 bis 1996 um 70% (Abb. 4.3). Durch die erzielten Einsparungen wurde der „return of investment" der Destillationsanlage unter Berücksichtigung von Anschaffung, Abschreibung auf 8 Jahre und jährliche Betriebskosten bereits im zweiten Betriebsjahr erreicht. Das gleiche Destillationsverfahren läßt sich für Alkohol mit vergleichbarem Erfolg einsetzen.

Es lohnt sich also, genauestens zu erkunden, welche Möglichkeiten und Verfahren des ökologischen Umgangs mit Gefahrenstoffen es gibt und diese auch einzusetzen. Wo dies nicht möglich ist, empfiehlt es sich, Schadstoffe über Chemikalienentsorgungslisten zu entsorgen (Anhang B). Weiterhin ist es möglich, Chemikalien an Schulen und auch an Institute weiterzugeben, die diese dort in Versuchsreihen einsetzen können. Wenn Chemikalien über eine Entsorgungsliste entsorgt werden, sollte jedes einzelne Gebinde mit Blankoetiketten versehen werden, auf denen Art und Menge des enthaltenen Schadstoffes vermerkt sind. Solche Listen sollen dann bei der Abfallbeauftragten eingehen, so daß die Kontrolle über die Entsorgung der Chemikalien in einer Hand liegt.

5
Ausblick

Schon im Jahr 1866 hat der Biologe Ernst Haeckel die Ökologie als Teilgebiet der Biologie bezeichnet. Abfallwirtschaft als ein Teil der Ökologie ist somit als Teilgebiet der Biologie auch anerkannt. Haeckel legte damals fest, Ökologie ist die Lehre vom Haushalten. Um so mehr ist die Abfallwirtschaft die Lehre vom Haushalten. So wie unser Umgang mit der Ökologie im Allgemeinen Konsequenzen hat, so hat auch der Umgang mit der Abfallwirtschaft im einzelnen Konsequenzen für die Einrichtungen im Gesundheitswesen.

Es ist also an der Zeit, die Abfallwirtschaft als die Lehre vom Haushalten ernst zu nehmen. Der Weg des Ernstnehmens ist sehr weit und sehr unbequem. Wir sind stark verwurzelt mit unserer Wegwerfgesellschaft und es fällt uns schwer, diese eingetretenen Pfade zu verlassen, aber als Gesundheitsbetrieb können wir uns nicht mehr aus dem Umweltschutz und der Abfallwirtschaft heraus halten.

Die oben genannten Beispiele zu den einzelnen Abfallfraktionen belegen, wie Vermeidungs- und Verminderungspotentiale aussehen und genutzt werden können. Die Abfallmengen aus dem Gesundheitswesen belasten unsere Umwelt bei der

- Herstellung,
- Anwendung und
- Entsorgung.

Verdeutlicht worden ist, daß unter Berücksichtigung rechtlicher Vorgaben und organisatorisch-technischer Möglichkeiten, bei konsequenter Verfolgung des Ziels der Vermeidung oder Verminderung von Abfallmengen, Erfolge zu erzielen sind. Zum einen wird ein Beitrag zum Umweltschutz und damit für die Gesellschaft geleistet. Anderseits können Aufwand und Kosten deutlich reduziert werden. Das ist im Sinne der heute und auch in Zukunft geforderten ökonomischen Ausrichtung von Einrichtungen im Gesundheitswesen.

Literatur

Länderarbeitsgemeinschaft Abfall, LAGA (1992) Merkblatt über die Vermeidung und die Entsorgung von Abfällen aus öffentlichen und privaten Einrichtungen des Gesundheitswesens. Bonn

Energieeffizienz im Gesundheitswesen

A. Mucke

Inhaltsverzeichnis

1 Einleitung

Die Energieversorgung ist im täglichen Umgang genauso selbstverständlich wie die Luft zum Atmen. Dabei ist die Energiebereitstellung für Industrie, Haushalt und Freizeit mit einem großen Aufwand verbunden, angefangen bei der Gewinnung der Energieträger bis hin zu ihrer Umwandlung in verschiedene Energieformen, z. B. mechanische Arbeit oder Wärme (Abb. 5.1).

Abgesehen von den sich erneuernden Energien wie Wind, Wasser und Sonne sind die Energieträger Gas, Öl, Kohle und Uran endlich. Durch ihre Umwandlung werden bei den fossilen Energieträgern erhebliche Mengen Schadstoffe in die Atmosphäre freigesetzt. Der z. Z. wohl wichtigste und meist diskutierte Stoff ist dabei das Kohlendioxid (CO_2). Fast alle wissenschaftlichen Erkenntnisse sprechen dafür, daß Kohlendioxid das Klima auf der Erde beeinflußt und unsere natürliche Lebensgrundlage zer-

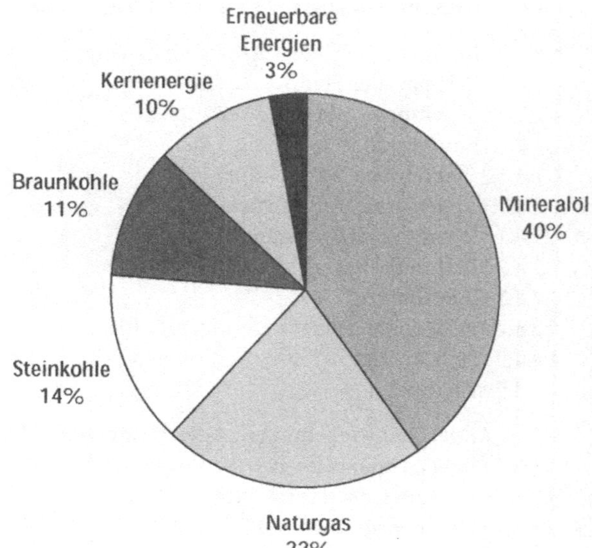

Abb. 5.1. Aufteilung der Primärenergieträger

stören kann. Wichtige Instrumentarien zur Vermeidung treibhausrelevanter Spurengase sind hierbei das Energiesparen und der effiziente Einsatz von Energie.

Daß dies nicht mit Komfortverlust verbunden sein muß, zeigen zahlreiche Untersuchungen wie beispielsweise der Energieagentur Nordrhein Westfalen (NRW) und das Buch „Faktor 4" (Weizsäcker et al. 1996) dessen Quintessenz lautet: gleicher Komfort mit weniger Energiesatz durch Einsparungen und Effizienzverbesserungen. Dies muß Ziel und Leitgedanke heutigen und künftigen Handelns sein.

In diesem Kapitel werden Hinweise gegeben, wie die Verantwortlichen z.B. in Altenheimen und Krankenhäusern Energie effizienter und intelligenter einsetzen oder einsparen können. Energieeinsparungen senken nicht nur die Kosten und damit vielleicht auch die Pflegesätze, sondern schonen in der Hauptsache unsere Umwelt und geben den folgenden Generationen die Chance auf eine lebenswerte Zukunft mit ausreichender Energieversorgung.

2 Energieträger und Energiebereitstellung in Altenheimen und Krankenhäusern

2.1 Erdgas

Erdgas wird vom örtlichen Energieversorger über entsprechende Leitungen zum Verbraucher transportiert. Für Heizzwecke wird es über einen Brenner in Wärme umgewandelt.

Verschiedene Gaskesselsysteme mit unterschiedlichen Wirkungsgraden sind auf dem Markt. Am effizientesten arbeitet ein Brennwertkessel, der in der Lage ist, neben der momentanen Verbrennungswärme die Abgaswärme in Nutzenergie umzuwandeln und damit den Energieinhalt (Brennwert) des Gases auszunutzen.

Ein wichtiges Kriterium ist die richtige Auslegung der Heizanlage. Die Leistung muß dem Bedarf angepaßt sein. Häufig kommt es jedoch vor, daß u.a. in Altenheimen und Krankenhäusern überdimensionierte Heizkesselanlagen vorgefunden werden, die nicht optimal arbeiten und dadurch unnötig Energie verbrauchen. Gerade wenn an einem Gebäude Sanierungs- oder Energiesparmaßnahmen durchgeführt worden sind, ist eine Überprüfung der Heizungsanlage auf ihre Dimensionierung erforderlich. In der Regel ist es ohnehin nötig, alle etwa 15 bis 20 Jahre die Heizung zu erneuern. Hier muß Wert auf eine optimal ausgelegte und umweltfreundliche Anlage gelegt werden. Allein durch die Umstellung der Wärmeerzeugungsanlage von Erdöl auf Erdgas bei einem Krankenhaus mit 500 Betten kann z.B. die jährliche CO_2-Emission um 700 t verringert werden, was einer Reduzierung um 25% entspricht (Energieagentur NRW 1997).

2.2 Öl

Beim Einsatz als Wärmeträger verursacht leichtes Heizöl (0,266 kg/kWh) bei der Verbrennung im Vergleich zu Erdgas (0,201 kg/kWh) die höheren CO_2-Emissionen pro erzeugter Kilowattstunde (Umweltbundesamt 1993). Allerdings ist der Energiegehalt von Heizöl mit bis zu 11,7 kWh/kg von allen fossilenPrimärenergieträgern am höchsten. Die Installation einer Ölheizung bietet sich an, wo eine Versorgung mit den leitungsgebundenen Energieträgern Erdgas und Fernwärme nicht möglich ist. Dieses ist z. B. in städtischen Randgebieten und ländlich strukturierten Gebieten der Fall. Hier ist wegen der geringen Anschlußdichte die Versorgung mit diesen Energieträgern aufgrund einer teuren Leitungsverlegung unwirtschaftlich. Bei den ölgefeuerten Heizkesseln wurde in der jüngsten Vergangenheit durch Forschung und Entwicklung, schwerpunktmäßig bei der Brennstoffzuführung und der Optimierung der Verbrennung, eine erhebliche Schadstoffreduzierung erreicht. Durch technische Verbesserungen am Brenner konnten insbesondere die Stickstoffoxidemissionen(NO_x) reduziert und auch der Brennstoffverbrauch gesenkt werden.

Durch die z. Z. gültige Heizungsanlagenverordnung (HeizAnlV) vom 1. Juni 1994 werden bei Heizanlagen mit einer Feuerungsleistung >70 kW (z. B. in Mehrfamilienhäusern, Altenheimen etc.) regelbare Brenner vorgeschrieben, um eine Anpassung an den Wärmebedarf zu ermöglichen. Die Folge sind geringere Bereitschaftsverluste und bessere Kesselwirkungsgrade, was zu einer Entlastung der Umwelt durch geringere Schadstoffemissionen führt.

2.3 Fernwärme

Eine besonders umweltfreundliche und sicher handhabbare Energie stellt die Fernwärme dar, soweit sie im Heizkraftwerk mit Kraft-Wärme-Kopplung erzeugt wird. In Turbinen wird über die Verfeuerung von z. B. Kohle oder Gas der erzeugte Dampf im Generator zur Stromerzeugung genutzt und Wärme über Fernwärmenetze zum Verbraucher transportiert. Hier durchströmt das Heizwasser oder der Dampf wiederum einen Wärmetauscher und liefert die nötige Wärme für das benötigte Heiz- und Brauchwasser in dem Gebäude. Grundsätzlich unterscheidet man bei Heizkraftwerken zwischen Turbinenanlagen und Verbrennungsmotoren. Durch die gleichzeitige Strom- und Wärmeerzeugung werden hohe Wirkungsgrade erzielt. Der Umweltvorteil der Fernwärme beruht auf einem um bis zu 50% höheren Wirkungsgrad der Kraft-Wärme-Kopplung gegenüber konventionellen Kondensationskraftwerken zur reinen Stromerzeugung.

Der geringe Wartungsaufwand und die Langlebigkeit der Fernwärmestation sind für den Kunden von hohem Nutzen.

2.4 Motorheizkraftwerke (MHKW)

Im Bereich der Energieumwandlung wurden in den letzten Jahren vielversprechende Ansätze gefunden, den Primärenergieeinsatz durch die dezentrale Erzeugung und Verteilung von Energie zu reduzieren. Das dabei angewandte Prinzip der Kraft-Wärme-Kopplung (KWK) kann durch die nachfolgend beschriebene Technik realisiert werden.

Zu den typischen MHKW-Einsatzgebieten gehören Krankenhäuser, große Schulen, Schwimmbäder und Universitäten, Altenheime, Verwaltungsgebäude und Mehrfamilienhäuser genauso wie Industrie- und Gewerbebetriebe. Voraussetzung für einen wirtschaftlichen Betrieb ist in allen Fällen eine möglichst über das Jahr konstante Menge an Wärmearbeit z.B. für warmes Wasser, damit die MHKW-Anlage hohe Betriebsstunden aufweist (>5.000 h/a).

Ein Motorheizkraftwerk hat unabhängig vom eingesetzten Energieträger einen einheitlichen Aufbau. Das Antriebsaggregat ist ein Verbrennungsmotor mit Generator zur Stromerzeugung, der um einen Heizkessel bzw. Spitzenkessel ergänzt wird. Die Abwärme des Motors aus Kühlwasser, Schmieröl und Abgas wird über Wärmetauscher dem Heizungssystem zur Verfügung gestellt. Die Motorenaggregate können zur Deckung von Grund- und Spitzenlasten auf mehrere Module verteilt werden, die bedarfsgesteuert anlaufen und somit gute Nutzungsgrade erzielen. Als Antriebsmaschinen für den Generator werden u.a. Diesel-, Gas-, Gas-Otto- bzw. Gas-Zündstrahl-Motoren eingesetzt. An den Motor wird ein Generator angeschlossen, der Strom auf Nieder- bzw. Mittelspannungsebene liefert. Je nach Art der eingesetzten Antriebsmaschine können elektrische Wirkungsgrade zwischen 20 und 40% erreicht werden. Die Wärmerückgewinnung erfolgt zur Bereitstellung von Heizwasser oder Prozeßwärme, wobei durchaus thermische Wirkungsgrade von 40–50% erreicht werden. Der Gesamtwirkungsgrad einer MHKW-Anlage liegt zwischen 70 und 90% (Abb. 5.2).

Abb. 5.2. Schematischer Aufbau eines MHKW

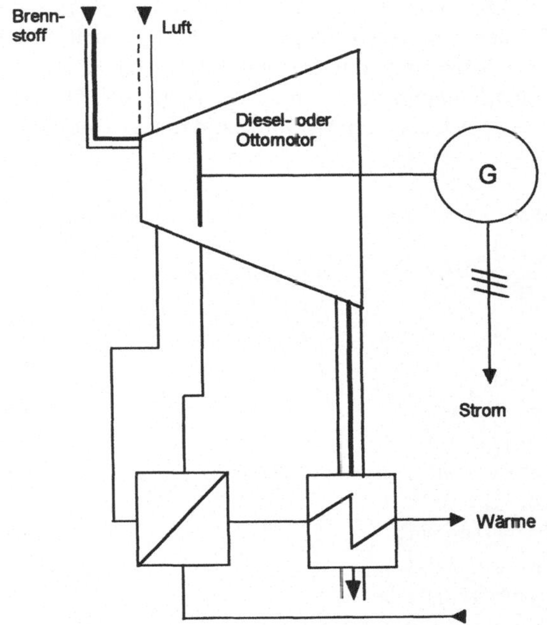

Als Brennstoffe sind verschiedene flüssige und gasförmige Energieträger einsetzbar. Die am häufigsten eingesetzten gasförmigen Brennstoffe sind Erdgas, Biogas und Deponiegas, an flüssigen Brennstoffen werden Dieselkraftstoff und Rapsöl eingesetzt. Der Leistungsbereich von MHKW liegt zwischen 5,5 kW und 6.000 kW.

3 Praktische Erfahrungen

3.1 Energiebedarf von Altenheimen und Krankenhäusern

Im Vergleich zu Altenheimen haben Krankenhäuser einen wesentlich höheren spezifischen Energiebedarf (Tabelle 5.1). Eine Vielzahl medizinischer Geräte ist tagsüber und teilweise auch nachts ständig in Bereitschaft oder in Betrieb. Flure und Zimmer müssen beleuchtet werden und Klimaanlagen und Lüftungen für sterile Luft und ein optimales Klima, z. B. im Operationssaal, sorgen.

3.2 Wärme

Bei einer Vielzahl der deutschen Krankenhäuser und Altenheimen ist die Bausubstanz alt und der Sanierungsaufwand hoch. Veraltete Wärmerzeugungsanlagen mit falscher Einstellung sind häufig vorzufinden. Eine schlechte und/oder alte Bausubstanz bedingt in der Regel auch hohe Energieverluste an Wänden, Fenstern, Decken und Kellern. Nach Erkenntnissen der Klima-Enquete-Kommission des Deutschen Bundestages (1990) können bei Altbauten durch energetische Sanierungsmaßnahmen bis zu 80% der Heizenergie eingespart werden. Jedoch ist festzuhalten, daß sich eine energetische Sanierung ohne eine *notwendige* Sanierung der Bausubstanz in der Regel ökonomisch unter derzeitigen Energiekosten nicht rentiert. Muß ohnehin saniert werden, rechnet sich aber der Mehraufwand für eine optimale Wärmedämmung.

Tabelle 5.1. Kennwerte für Altenheime und Krankenhäuser (ages 1997)

Krankenhausart	Arithmetischer Mittelwert Heizenergie [kWh/Bett]	Arithmetischer Mittelwert Strom [kWh/Bett]	Bettendurchschnitt [Anzahl]
0–250 Betten – Grundversorgung	23.580	4.840	150
251–450 Betten – Regelversorgung	23.780	5.840	340
451–650 – Zentralversorgung	27.670	6.430	550
651–1.000 Betten – Maximalversorgung	25.920	7.610	690 (730)
über 1.000 Betten	41.270	12.980	1.590
Altenwohnheime (Flächendurchschnitt) [m^2]	Arithmetischer Mittelwert Heizenergie [kWh/m^2]	Arithmetischer Mittelwert Strom [kWh/m^2]	
11.210	173	—	—
5.994	—	29	—

Bei allen Energieeinsparprojekten muß eine Fachberatung hinzugezogen werden, um ein integriertes Handlungskonzept aufzustellen. Saniert man beispielsweise die Fassade und plant unabhängig davon die Erneuerung der Heizungsanlage, kann es leicht passieren, daß die neue Heizungsanlage überdimensioniert wird, denn eine bessere Dämmung erfordert eine geringere Heizleistung. Das Beispiel macht deutlich, wie wichtig ein abgestimmtes Handeln insbesondere bei der Planung und anschließend bei der Umsetzung von energetischen Sanierungsmaßnahmen ist. Bei nicht erneuerungsbedürftigen Wärmeerzeugungsanlagen ist auf eine optimale Einstellung zu achten. Wichtig ist ferner, daß die Heizkörper über Thermostatventile verfügen. Wo möglich, sollte eine Absenkung der Raumtemperatur vorgenommen werden. 1°C Absenkung bedeutet eine Energieeinsparung von etwa 6%.

3.3 Strom

Stromseitig sind große Einsparpotentiale in Küchen, Klimatisierung, Lüftung und Beleuchtung durch effizientere Techniken oder Einsatz anderer Energien wie Gas oder Fern- bzw. Nahwärme realisierbar. In Küchen kann Dampf oder Gas zu Kochzwecken eingesetzt werden. Wenn Kompressionskältemaschinen für Kühlräume eingesetzt werden, kann deren Abwärme zur Warmwasserbereitung genutzt werden, Spülmaschinen können an das Warmwassersystem angeschlossen werden. Gerade bei Lüftungsanlagen kann durch eine Reihe von Maßnahmen eine große Menge Strom gespart werden. So ist schon bei der Planung eine realistische Auslegung der Anlage geboten. Das bedeutet, daß auf große „Angstzuschläge“ bei der Dimensionierung der Anlage verzichtet werden muß (unter „Angstzuschlag“ versteht man die einkalkulierte Überdimensionierung einer Anlage, weil bei der Planung nicht alle Betriebsparameter bekannt sind und Planer lieber auf der sicheren Seite liegen). Zum optimalen Betrieb gehört u. a. auch die richtige Bedienung und ordnungsgemäße Wartung. Eine drehzahlgesteuerte Lüftung mittels Frequenzumrichter kann insgesamt bis etwa 80% an elektrischer Energie im Vergleich zu ungeregelten und falsch dimensionierten Lüftungsanlagen einsparen. Wenn Fern-, Nah- oder Abwärme vorhanden ist, kann die Klimatisierung auf Absorptionskältemaschinen umgerüstet werden, um den Stromverbrauch zu substituieren.

Bei der Beleuchtung ist grundsätzlich zu prüfen, welche Beleuchtungsstärken die einzelnen DIN-Vorschriften für die entsprechenden Bereiche vorgeben. Darauf ausgerichtet muß die Beleuchtung geplant werden. Energiesparende Dreibandenleuchtstofflampen oder Kompaktleuchtstofflampen sind für Innenbereiche zu verwenden. Moderne Spiegelraster in Kombination mit Leuchtstofflampen erhöhen ebenfalls die Effektivität und dienen damit der Energieeinsparung. Steht eine Erneuerung der Lichtanlage an, ist der Einsatz von Leuchtstofflampen mit 16 mm Durchmesser empfehlenswert. Sie stellen die neueste Entwicklung auf dem Lampensektor dar und haben im Verhältnis zu den gängigen Leuchtstofflampen mit 26 mm Durchmesser eine gesteigerte Lichtausbeute und geringere Leistungsaufnahme und dadurch weniger Stromverbrauch. Für Außenbereiche empfehlen sich Niederdruck-Natriumdampf-Lampen, für hohe Räume Halogenmetalldampflampen.

Unter Kostengesichtspunkten liegt gerade in der Beleuchtung von fensterlosen Fluren aufgrund ihrer hohen Brenndauer (8.760 h/a) ein großes Einsparpotential. Aber auch in den Räumen können erhebliche Energiemengen gespart werden. Generell sollten ausschließlich elektronische Vorschaltgeräte (EVG) für die Leuchtstofflampen verwendet werden. Diese brauchen aufgrund der besseren Lichtausbeute 25% weniger Strom im Vergleich zum Betrieb mit konventionellen Vorschaltgeräten (KVG). Durch den Einsatz von EVG ist auch ein Dimmen der Leuchtstofflampen durch Einbau eines Dimmers möglich.

Auf Halogenlampen und insbesondere Glühlampen soll generell verzichtet werden, da diese eine äußerst schlechte Energieausbeute aufweisen. Zudem erwärmen diese Lampen die Räume, da der Großteil der elektrischen Energie in Wärme (Glühlampen: 95%) und nicht in Licht umgesetzt wird. Generell kann durch den Einsatz von Bewegungsmeldern oder Lichtsensoren eine bedarfsabhängige Schaltung der Beleuchtung erfolgen, was zu Energieeinsparungen führt. Bei der Installation von Beleuchtungsanlagen ist eine getrennte Schaltung von Lichtbändern vorzusehen.

Grundsätzlich ist immer die Möglichkeit der Tageslichtnutzung in Betracht zu ziehen. Neben dem Aspekt der Energieeinsparung spielt hier das menschliche Wohlbefinden eine Rolle. Moderne Lichtlenksysteme z. B. können zum gewünschten Ergebnis führen.

Küchengeräte verdienen eine gesonderte Betrachtung. Der Austausch alter Geräte gegen energiesparende Neugeräte führt zu hohen Einsparungen. Mehrkosten für besonders energiesparende Geräte amortisieren sich in wenigen Jahren.

3.4 Organisation

Besonders wichtig ist jedoch nicht nur eine intelligente Technik und der Abbau überflüssiger Energieverbraucher, sondern auch der effiziente Einsatz der Energie. Allein durch rationellen Energieeinsatz aufgrund einer verbesserten Organisation, einer Verhaltensänderung der Nutzer und eines Energie-Controlling (vgl. Abschn. 6.2) können etwa 10% der Energiekosten eingespart werden. Zur Erreichung des Ziels ist eine konsequente Schulung des Personals mit einem Bonussystem angebracht.

Falsches Lüftungsverhalten verursacht neben möglichen Schäden an der Bausubstanz (Auskühlen der Wände und Feuchtigkeitsniederschlag) hohe Energieverluste. Das populäre Dauerlüften auf Kippe soll in der Heizperiode gar nicht angewendet werden. Mehrmaliges Stoßlüften am Tag dagegen sorgt für den nötigen Luftwechsel, verhindert ein Auskühlen der Wände und senkt den Heizenergieverbrauch, wenn dabei das Thermostatventil zugedreht wird.

Wird über eine Erneuerung der Heizungsanlage nachgedacht, muß man sich die grundsätzliche Frage nach der Art des Systems stellen. Das neue System muß nicht mit dem alten übereinstimmen. Die Anspruchshaltung und Fragen der Versorgungssicherheit, Wirtschaftlichkeit, Umweltfreundlichkeit und nicht zuletzt der Serviceleistungen vor Ort müssen definiert werden, bevor man sich für ein System entscheidet. Grundsätzliche Ausführungen zu dieser Thematik werden in Abschnitt 2 dieses Kapitels behandelt.

4 Praxisbeispiele

4.1 BHKW-Praxisbeispiel Kliniken St. Antonius – Wuppertal

Die Frauenklinik der Wuppertaler St. Antonius Kliniken ist ein Krankenhaus mit etwa 130 Betten. Es bestand die Notwendigkeit, die drei ölbeheizten Niederdruckdampfkessel zu erneuern und ggf. durch ein Blockheizkraftwerk (BHKW) zu ersetzen (ausführlich: Schwarz 1997). Die Klinikleitung hat die Wuppertaler Stadtwerke AG um Hilfestellung bei der Lösung dieses Problems gebeten. Gemeinsam hat man sich um die Realisierung eines BHKW zur Wärmeversorgung des Klinikums bemüht. Das neue System sollte nicht nur technisch auf dem aktuellsten Stand sein und den Betrieb erleichtern, sondern auch zur Energieeinsparung beitragen. Da für die Kliniken die Frage der Finanzierung eine wichtige Rolle gespielt hat, wurde deshalb ein Contracting-Vertrag abgeschlossen (vgl. Abschn. 6.6). Mit der Durchführung des Projektes einschließlich des Contracting wurde die EDW (Energie-Dienstleistungsgesellschaft Wuppertal GmbH) beauftragt. Die jeweils 50%ige Tochter der WSW AG und der Thyssengas GmbH errichtete und betreibt das BHKW.

Nach Abschluß der technischen und wirtschaftlichen Voruntersuchungen wurde ein auf das Projekt zugeschnittenes Vertragswerk erarbeitet.

- Vorvertrag,
- Gesellschaftsvertrag (Organschaftsvertrag, Geschäftsbesorgungsvertrag etc.),
- Leistungsvertrag,
- Wärmelieferungsvertrag.

Parallel dazu mußte das Einverständnis zur Bewilligung einer beschränkt persönlichen Dienstbarkeit vom Krankenhaus eingeholt werden, um die später von der Gesellschaft einzubringende BHKW-Anlage dinglich zu sichern.

Nach Unterzeichnung des Vorvertrages wurde die Ausführungsplanung für den Bau der BHKW-Anlage in Auftrag gegeben und über die Verträge über Leistung und Wärmelieferung verhandelt. Das Krankenhaus wird auf Basis des Contracting-Vertrags bei einer Erstlaufzeit von 15 Jahren mit Wärme (Warmwasser und Heizung) versorgt. Ebenfalls vertraglich werden die Mindestabnahmemenge und die Temperatur des Heizmediums festgelegt. Das Klinikum braucht sich künftig um diesen Bereich nicht mehr zu kümmern und kann seine Aktivitäten auf das Kerngeschäft konzentrieren. Der Bau des BHKW mit einem Investitionsvolumen von 1,47 Mio. DM wurde von einem Generalunternehmer durchgeführt.

Leistungsbeschreibung Generalunternehmer:

- Entsorgung der alten Kesselanlage,
- Errichtung Schornsteinanlage,
- Verlegung von 100 m Wärmetransportleitung, 150 m Einspeisungskabel,
- Installation von Pumpen, Hauptverteiler und Sammler,
- Aufbau BHKW-Anlage.

Das ganze Jahr über wird eine etwa konstante Wärmemenge für die Warmwasserbereitstellung benötigt. Das BHKW wurde in seiner Leistung so ausgelegt, daß diese Grundlast (Warmwasser) gedeckt wird. Die thermische Leistung des BHKW (381 kW) deckt 15% der Wärmeleistung, wodurch 40% des jährlich benötigten Wärmebedarfs (2.667 MWh/a) bereitgestellt werden. Der darüber hinaus gehende Wärmebedarf wird von 2 Niedertemperaturgaskesseln (2 × 1.400 kW) abgedeckt. Der durch das BHKW erzeugte Strom (etwa 2.000 MWh/a) wird zu 100% in das Netz der WSW AG eingespeist und von WSW vergütet.

Das BHKW mit einem Gesamtwirkungsgrad (thermisch und elektrisch) von etwa 85% hat 6.000 Vollbenutzungstunden pro Jahr und läuft damit unter optimalen Bedingungen.

Das Modell des Contracting hat den besonderen Charme, daß Einrichtungen sich externer Hilfe zur technischen Modernisierung und Energieeffizienzverbesserung bedienen können, ohne eigenes Kapital und Know-how vorhalten und einsetzen zu müssen. Mit dem Contractor wird ein „Rundum-Sorglos-Paket" abgeschlossen, für das lediglich ein Entgelt für die gelieferte Wärme entrichtet wird.

4.2 Energetische Untersuchung eines Wuppertaler Altenheims durch die Wuppertaler Stadtwerke AG

In diesem Abschnitt werden anhand eines Praxisbeispiels Möglichkeiten zur Energieeinsparung aufgezeigt. Hierzu wird das von WSW angefertigte Gutachten zusammengefaßt.

Grundlage für ein Energiegutachten ist eine Analyse des Istzustandes. Nachfolgend ist ein Überblick über die erstellte Analyse dargestellt.

4.2.1 Objektbeschreibung

- Baujahr 1981,
- üblicher Wärmestandard,
- Fenster mit Aluminiumrahmen und Lippendichtung,
- 3 Gebäude(trakte),
- ein Pflegebereich, 2 Wohnbereiche,
- 130 Bewohner,
- Bruttogeschoßfläche 5.578 m^2,
- Küche vollständig elektrisch betrieben,
- Wäscherei reinigt nur einen Teil der anfallenden Wäsche,
- 3 Kühlräume und ein Gefrierraum mit einer Kältekompressionsmaschine im Keller,
- anfallende Abwärme der Kältekompressionsmaschine wird zur Vorheizung des Warmwassers benutzt,
- Be- und Entlüftungsanlage für innen liegende Räume (Bäderabteilung, Eßsaal und Naßzellen); Ventilatoren mehrstufig regelbar; Außenluft mittels Heizregister vorgewärmt.

4.2.2
Energie

- Wärmeversorgung;
  Heizungsanlage: 2 Öl-Warmwasser-Kessel mit 2 × 876 kW Nennwärmeleistung, Bj. 1980, 2 Ölbrenner Bj. 1992, 3 Heizöltanks mit insgesamt 100.000 l Speichervolumen;
  Wärmeverteilung: Stahlradiatoren mit Thermostatventilen, zentrale Lüftungsanlage;
  Warmwasser: zentral, 2.000 l Warmwasserspeicher;

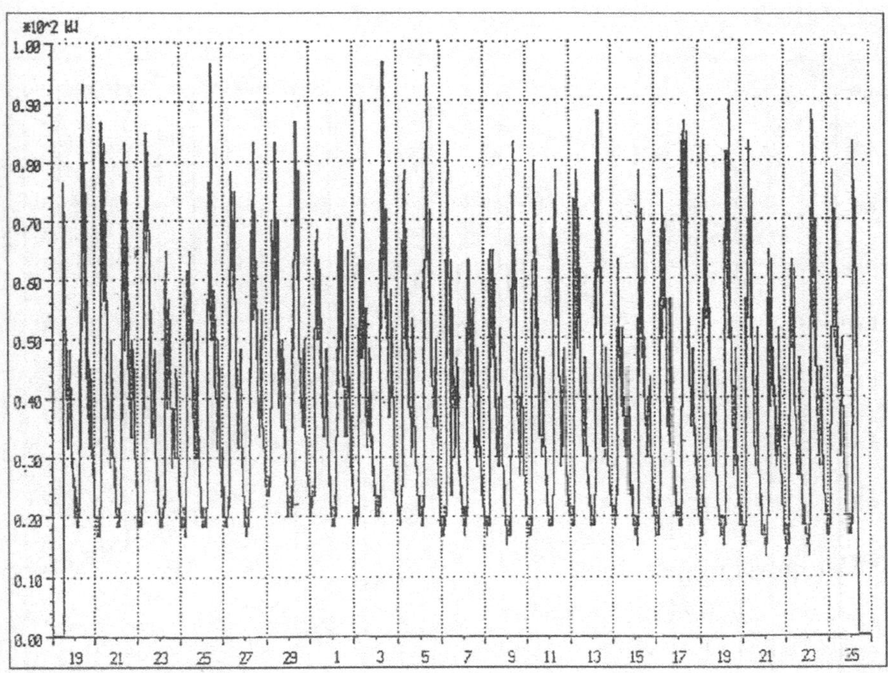

Freie Skalierung 19. Juni - 26. Juli 1995

Meßstelle	:ALTENHEIM	– Pobemessung	
ALTENHEIM	: Arbeit	: 34.097 MWh	
	: Maximum	: 96.667 kW	26. Jun 09:45
Tarif	: V-28-MWO HT/NT		
Tarifzeit 1	: Arbeit	: 21.215 MWh	
	: Maximum	: 96.667 kW	26. Jun 09:45
NT Tarifzeit	: Arbeit	: 12.882 MWh	
	: Maximum	: 78.333 kW	16. Jul 07:00

Abb. 5.3. Lastgangmessungen

- Wärmebedarf;
  installierte Heizleistung: 1.752 kW;
  Heizleistungsbedarf: 550 kW;
  Nutzwärmebedarf: 1.140.000 kWh/a;
  Heizung: 945.000 kWh/a;
  Warmwasserbereitung: 195.000 kWh/a;
- Stromverbrauch;
  Gesamtstromverbrauch: 375.000 kWh/a;
  60% Hochtarifzeit, 40% Niedertarifzeit;
- Energiekennzahlenvergleich für Strom;
  Altenheim heute: EVKZ 46 kWh/m² × a;
  zukünftig möglich: EVKZ 26–46 kWh/m² × a;

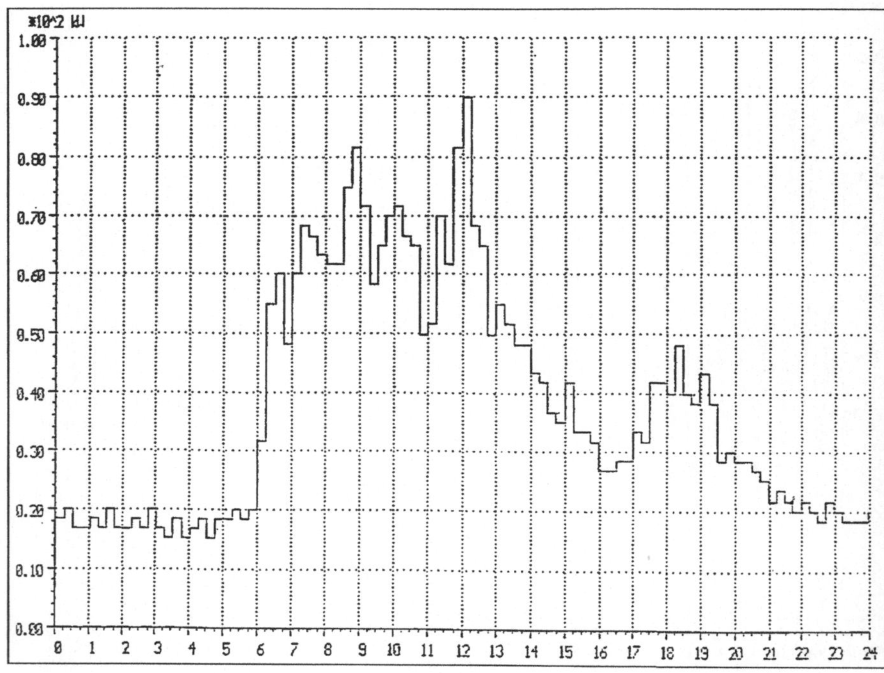

Tagesgang	Don, 20. Juli 1995	Kalenderwoche: 29	Raster (Min): 15

Meßstelle	:ALTENHEIM	– Pobemessung	
ALTENHEIM	: Arbeit	: 908.33 kWh	
	: Maximum	: 90.000 kW	20. Jul 12:00
Tarif	: V-28-MWO HT/NT		
Tarifzeit 1	: Arbeit	: 712.92 kWh	
	: Maximum	: 90.000 kW	20. Jul 12:00
NT Tarifzeit	: Arbeit	: 195.42 kWh	
	: Maximum	: 31.667 kW	20. Jul 06:00

Abb. 5.4. Lastgangmessungen

- Analyse des Stromverbrauches; Lastgangmessung über 5 Tage (Abb. 5.3, 5.4); Maximum etwa 93 kW tagsüber; Maximum Nachtzeit 20 kW; konstanter Leistungsbedarf etwa 20 kW; *Anmerkung*: Die hohe Leistung über den ganzen Tag wird wahrscheinlich durch Kühlaggregate und Heizungswarmwasserpumpen (24 h-Betrieb) verursacht. Leistungsspitzen treten vor allen Dingen um die Mittagszeit auf, wenn für die Bewohner gekocht wird. Eine weitere kleine Spitze tritt in der Abendzeit (etwa 18–20 Uhr) auf. Die Höchstlast ließe sich durch entsprechendes Lastmanagement senken und der Strombedarf durch Energieeinsparungen reduzieren.
- Aufteilung des Stromverbrauches in kWh/a (Abb. 5.5) und Anteilen (Abb. 5.6).

4.2.3
Empfohlene Maßnahmen

- *Beleuchtung* (Abb. 5.7): Bei der Erneuerung von Wandanstrichen oder Bodenbelägen kann durch die Auswahl von hellen Farbtönen (guter Reflektionsgrad) die Lichtausbeute im Raum erhöht werden.
  Viele Leuchten, die E27- oder E14-Fassungen (normale Glühlampen) haben und häufig in Betrieb sind, können durch Energiesparlampen ersetzt werden.
  Durch die geringere Anschlußleistung der Sparlampen können bei gleichbleibender Lichtstärke rund 75–80% des Jahresverbrauches eingespart werden. Diese Energiesparlampen sparen weit mehr als ihren Anschaffungspreis an Stromkosten während ihrer Lebensdauer ein. Ein Vergleich ergibt, bezogen auf die durchschnittliche Lebensdauer (etwa 8.000 h) einer Sparlampe (20 W), einen Kostenvorteil von rund 200,— DM gegenüber einer Glühlampe. Darin sind die Anschaffungskosten jeweils eingerechnet. Nicht eingerechnet sind die eingesparten Kosten für die Auswechslung der herkömmlichen Glühlampen.
  Es sollten Energiesparlampen mit getrenntem Vorschaltgerät benutzt werden. Sie sind zwar in der Erstanschaffung etwas teurer, sparen aber künftig Kosten ein und reduzieren Abfallaufkommen, da bei einem Defekt meist nur die Leuchtstoffröhre, nicht aber der Sockel mit dem Vorschaltgerät ersetzt werden muß. Elektronische Vorschaltgeräte erhöhen die Lichtausbeute und senken den Stromverbrauch.
  Einsparung: Allein die Umrüstung der Lampen in den 74 Altenwohnungen würde eine Energiekosteneinsparung von etwa 6.900,— DM im Jahr ergeben. Die Anschaffungskosten von 148 Energiesparlampen betragen etwa 3.700,— DM.
  Bei notwendigem Ersatz von Leuchtstoffröhren sollten nur noch 3-Banden-Leuchtstoffröhren (Durchmesser 26 mm) zum Einsatz kommen. Diese haben bei mindestens gleicher Lichtleistung eine um etwa 10% geringere elektrische Leistungsaufnahme als herkömmliche (alte) Leuchtstoffröhren mit 38 mm Durchmesser. Noch effizienter sind die neuen Leuchtstoffröhren mit 16 mm Durchmesser. Um diese einzusetzen, müßten die Leuchten ausgewechselt werden. Allerdings kann auch eine Energieeinsparung bis zu 35% im Vergleich zu 26 mm Leuchtstoffröhren erzielt werden. Gleichzeitig sollte überprüft werden, ob konventionelle oder elektronische Vorschaltgeräte (EVG) vorhanden sind. Die konventionellen Vorschaltgeräte haben etwa 10–12 Watt Verlustleistung, elektronische Vorschaltgeräte hingegen nur 3 Watt. Dies sollte insbesondere beim Austausch von Leuchten beachtet werden.

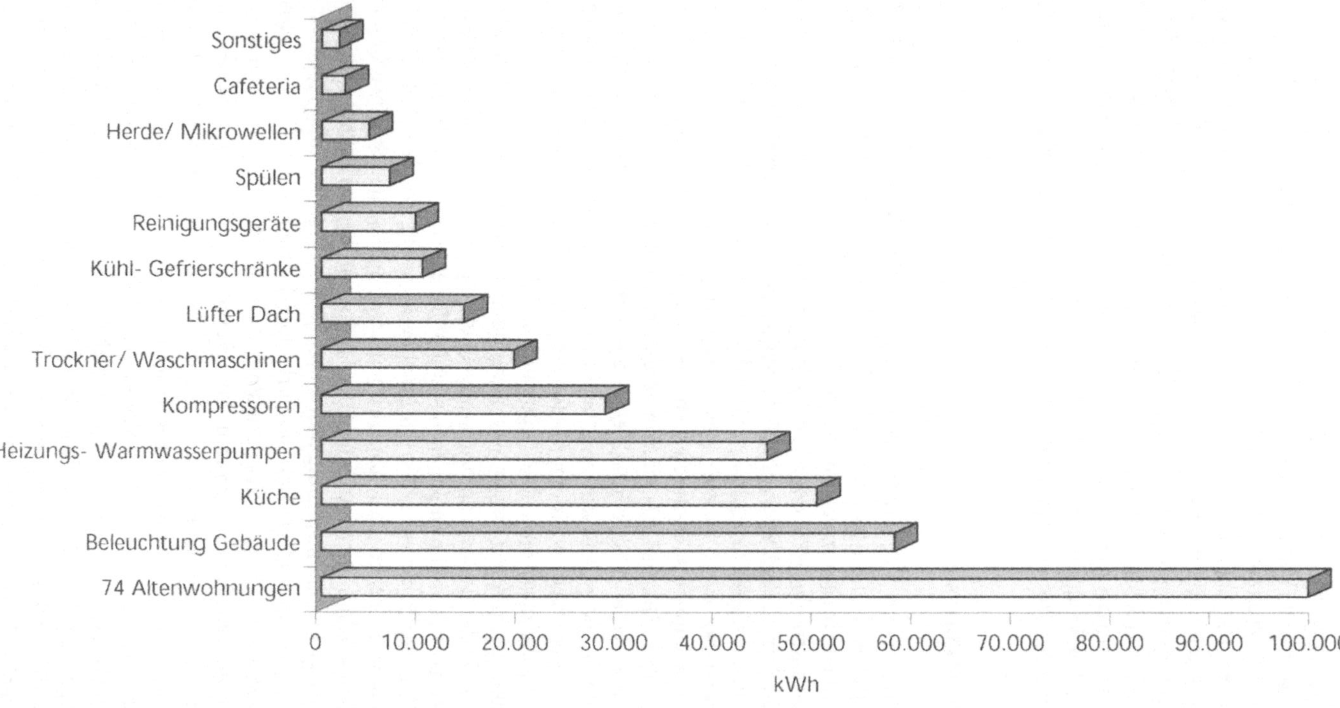

Abb. 5.5. Stromverbräuche der einzelnen Bereiche

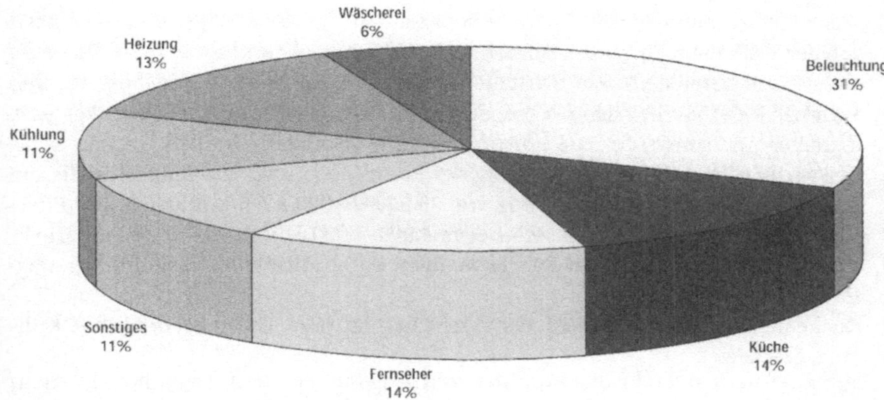

Abb. 5.6. Anteiliger Stromverbrauch (in %)

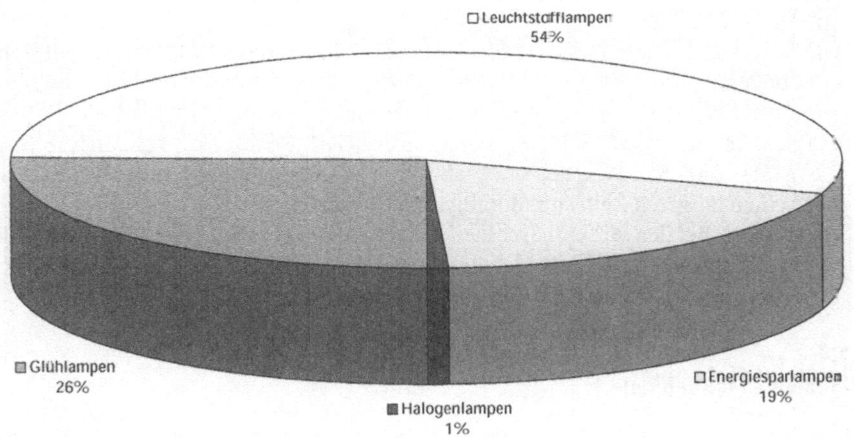

Abb. 5.7. Anteil der Beleuchtungsmittel (in % nach Anzahl)

- *Heizungs- und Warmwasserpumpen*: Diese sollen, soweit erforderlich, durch zeit- und drehzahlgeregelte Pumpen ersetzt werden. Im untersuchten Objekt sind 15 ungeregelte Pumpen mit einer Leistung von insgesamt etwa 5.150 Watt installiert.
  In diesem Zusammenhang ist zu prüfen, ob Heizungsanlage, Pumpenleistung und Regelung optimiert werden können.
  Bei einem zukünftigen Ersatz der Heizungs- und Warmwasserpumpen ist die Pumpenleistung dem Heizwassernetz anzupassen.
  Heute stehen Pumpen mit differenzdruckgeregelter Leistung zur Verfügung. Hier wird durch eine geeignete elektronische Schaltung die Förderhöhe der Pumpe unabhängig von der jeweiligen Fördermenge, auf einem beliebig einstellbaren Wert konstant gehalten.

Das bedeutet, daß die elektrische Leistungsaufnahme der Pumpe in Abhängigkeit von der Zahl der geöffneten Thermostatventile schwankt und somit bedarfsgerecht die Wärme bereitstellt. Ein zusätzlicher Vorteil einer solchen Regelung ist, daß eventuelle Geräuschbelästigungen durch Strömungsgeräusche an Ventilen usw. wegfallen und somit spezielle Überströmventile überflüssig werden.
Einsparung: Durch eine Optimierung der Pumpenleistung/-regelung ist in diesem Altenheim eine Energieeinsparung von 20.000–25.000 kWh/a möglich. Die Energiekosteneinsparung beträgt somit etwa 4.000–5.000 DM pro Jahr (ohne Berücksichtigung der eingesparten Energiemengen durch Auskühlverluste im Heizwassernetz).

- Küchenbereich: Der Verbrauch der Küche beträgt etwa 50.000 kWh/a (ohne Kühlung, geschätzt).
Bei Austausch oder Erneuerung der Wärmegeräte (E-Herd, Dampfkessel, Öfen) sollte der Einsatz von Gasgeräten überlegt werden. Werden weiterhin Elektrogeräte benutzt, bietet sich der Einsatz von Maximumwächtern oder eines Lastmanagements an. Bei der Vielzahl von Wärme- und Kühlgeräten ist es sinnvoll, ein Lastmanagement einzusetzen, um nicht nur die Energiekosten, sondern auch den Leistungspreis (Höchstlast) zu verringern.
Die exakte Verbrauchsanalyse und die genauen Einsparungen können nur mit weitaus aufwendigeren Verfahren ermittelt werden, da zu viele Faktoren (Benutzungsstunden, Alter der Geräte, Jahreszeit, Essenszubereitung) berücksichtigt werden müssen. Vor Austausch oder Erneuerung der Geräte muß eine Feinanalyse (u.a. Lastgänge und Stromverbräuche zahlreicher Gerätegruppen) differenziert und über einen längeren Zeitraum durchgeführt werden.
Einsparung: Bei den Waschmaschinen, Jahresstromverbrauch etwa 8.000 kWh, sollte ein Warmwasseranschluß in Betracht gezogen werden. Die Einsparung durch den Warmwasseranschluß beträgt etwa 4.000 kWh/a (600,— DM pro Jahr).

4.2.4
Allgemeine Maßnahmen

- *Energieordner*: Erst durch eine regelmäßige Verbrauchskontrolle kann ein bewußter Umgang mit dem Energieverbrauch erreicht werden. Daher sollen die wichtigsten Verbrauchsdaten mindestens monatlich erfaßt und mit weiteren Daten zu Energieverbrauchern in einem Energieordner dokumentiert und gepflegt werden.
- *Information*: Sowohl die Mitarbeiter/innen als auch die Bewohner/innen müssen über energiesparende Verhaltensweisen informiert werden.
- *Wartung*: Bei regelmäßiger Wartung und Überwachung können die schwerwiegendsten Fehler erkannt und beseitigt werden.
- *Energie-Controlling*: Es sollte ein System zum Energie-Controlling aufgebaut werden, um die technischen und organisatorischen Maßnahmen zu flankieren und optimale Einsparbedingungen zu schaffen. Hierzu ist die Umrüstung der Verbrauchszähler und die Beschaffung eines Systems zur Auslesung und Auswertung der gemessenen Daten notwendig.

4.2.4.1 Warmwasserbereitung

- *Dämmung* des Speichers und der Armaturen sollen dem heutigen Standard entsprechen (z. B. Rohrisolierung mit mindestens der Stärke des Rohrdurchmessers).
- *Spülen*: Ein Anschluß der strombeheizten Geschirrspülmaschine an die (nicht strombeheizte!) Warmwasserbereitung ergibt eine erhebliche Kosteneinsparung sowie eine Emissionsminderung.

4.2.4.2 Lüftung

- *Fensterlüftung*: Bei reiner Fensterlüftung bei zugedrehten Heizkörperthermostaten kurz und kräftig lüften (Stoßlüften). Dauerlüftung über Kippstellung ist zu vermeiden.
- *Kleinste Stufe*: Die Lüftung ist dem Bedarf anzupassen. Bei größeren Bereichen ist eine Regelung der Lüftungsanlage über CO_2-Sonden sinnvoll. Bei kleineren Bereichen muß diese Anpassung manuell erfolgen. Es ist die Anschaffung eines Ventilatormotors zu prüfen, dessen Drehzahl frequenzgesteuert geändert werden kann, um im Teillastbereich den Stromverbrauch deutlich zu reduzieren.

4.2.4.3 Beleuchtung

- *Energiesparlampen*: Glühlampen (mit mehr als 4 h Brenndauer pro Tag) sind durch Energiesparlampen (mit elektronischem Vorschaltgerät und Stecksockel) zu ersetzen.
- *Leuchtstofflampen*: Gegenüber Energiesparlampen sind stabförmige Leuchtstofflampen effektiver und daher nach Möglichkeit diesen vorzuziehen.
- *Dimmer*: Effektbeleuchtung kann mit Dimmern oder Lichtautomaten ausgestattet werden.
- *Näherungsschalter*: Beleuchtung in weniger frequentierten Räumen oder auch Höfen etc., mit Näherungsschalter bedarfsabhängig steuern.
- *Tageslicht*: Bei der Planung auf den (blendfreien) Einsatz von Tageslicht achten. In den Wohnräumen sollte z.B. bei Schreibtischen der Lichteinfall von links (bei Rechtshändern) kommen. Tageslichtnutzung erhöht das Wohlbefinden und spart Energie.
- *Gesundheit*: Keinen Einspareffekt, aber Auswirkungen auf das Wohlbehagen der Gäste und die Wahrnehmung von Farben haben u. a. der Einsatz von Röhren mit Tageslichtspektrum oder von Netzfreischaltern in Ruheräumen.
- *Lichtausbeute*: Durch helle Decken, Wände und Böden kann die Lichtausbeute im Durchschnitt verdoppelt werden. Dadurch werden weniger Leuchten benötigt und der Stromverbrauch gesenkt.

4.2.4.4
Küchenbetriebseinrichtungen

- *Neue Geräte*: Bei Ersatz von Küchengeräten oder Neuausrüstung empfiehlt es sich, anhand von Energiekennzahlen den Energieverbrauch miteinander zu vergleichen. Verbrauchsminderungen in einer Größenordnung bis zu 30% für die gleiche Energiedienstleistung sind insbesondere im Kühlbereich durchaus möglich.
- *Geschlossene Systeme*: Falls möglich sollten geschlossene Systeme (Combi-Steamer, Druck-Braisiere, Dampfluft-Mikrowellen-Gerät etc.) anstelle z. B. von Umluftofen plus Steamer eingesetzt werden.
- *Mit Deckel kochen*: Der Einsatz des Kochdeckels reduziert den Energieverbrauch bei angepaßter Energiezufuhr auf etwa ein Viertel.
- *Zurückschalten*: Rechtzeitig automatisch oder manuell von An- auf Fortkochstufe zurückschalten.
- *Gas und Ferndampf statt Strom:* Soweit möglich (z. B. bei einem Herd, Bain-Marie oder Kippbratpfanne) aus ökologischen und ökonomischen Gründen Erdgas dem Strom vorziehen. In einigen Bereichen der Küche (z. B. Herd) kann auch mit Dampf aus der Ferndampfleitung gearbeitet werden.

4.2.4.5
Herde

- *Bereitschaft/Aus*: Um für alle Fälle schnell die Gerichte bereiten zu können, stehen viele Herdplatten auf Bereitschaft. Dieser hohe Grundstromverbrauch kann durch flexiblere Handhabung oder flinke Kochplatten (Gas-Keramik oder Induktionsplatten) verringert werden.
- *Neue Herde*: Alte Elektroherde verbrauchen aufgrund der schlechten Isolation und Regelung 50–100% mehr Strom als neue.
- *Glas-Keramik*: Gegenüber herkömmlichen Herdplatten haben Glas-Keramik-Kochplatten einen Wirkungsgrad von 77% statt 66%.
- *Friteuse*: Das Fett schmelzen (Bereitschaft unter 100°C) und erst bei Bedarf nachheizen.

4.2.4.6
Kühlen

- *Neue Geräte*: Gute Kühlgeräte weisen einen sehr niedrigen Verbrauch von etwa 0,1 Wh/(l/K/Tag) auf. Damit liegen sie z. T. 60–70% unter den Geräten im Bestand.
- *Verbundanlagen*: Wenn möglich, sind größere Verbundanlagen kleinen Einzelanlagen vorzuziehen, da sie bessere Wirkungsgrade und günstigeres Teillastverhalten aufweisen.
- *Dämmung*: Die Dämmung von Kühlräumen sollte einen k-Wert von weniger als 0,15 W/(qm × K) aufweisen.
- *Verbesserte Luftführung*: Durch verbesserte Luftführung sowohl bei Standgeräten (gute Hinterlüftung) als auch bei Kompressoren (Zuführen kalter Umgebungsluft, ausreichende Abführung der warmen Luft) können 10–20% Energie eingespart werden.

- *Türe zu*: Undichte oder länger geöffnete Türen vermeiden. An den Türen sind Summer oder eine LED-Leuchtanzeige anzubringen, die das Offenstehen der Türe anzeigen.
- *Getränkekühler*: Bei den meisten Getränken kann die Kühlung nachts ausgeschaltet werden (Zeitschaltuhr). Auch Kühlvitrinen sollten über Nacht entleert und ausgeschaltet werden.
- *Abtauwasser:* Bei einigen größeren Kühlgeräten verdampft das Abtauwasser elektrisch. Wenn ein Wasserablauf in der Nähe ist, kann das Abtauwasser direkt abgeleitet werden.
- *Dauerlicht*: Dauerlicht im Kühlraum kann durch Näherungsschalter oder Leuchtanzeigen außerhalb des Kühlraumes vermieden werden.
- *Energiesparlampen*: Insbesondere im Kühlraum ist der Einsatz von Energiesparlampen sinnvoll, da durch die geringere Wärmeabstrahlung auch noch die Energie für die Kühlung reduziert wird. Das Vorschaltgerät sollte außerhalb des Kühlraumes plaziert sein.

5 Energiemanagement in Altenheimen und Krankenhäusern

Um ein Gebäude energetisch sinnvoll zu bewirtschaften, ist ein Energiemanagement von grundlegender Bedeutung. Unter Energiemanagement versteht man die Gesamtheit aller Überlegungen von der Planung bis zur Nutzung energietechnischer Anlagen und der Gebäudebewirtschaftung. Grundsätzlich geht man davon aus, daß der Mensch kein Interesse an dem Einsatz von Energie hat. Vielmehr interessiert ihn das Produkt Licht, Wärme, mechanische Arbeit etc. ... Daß man bei gleicher Nutzung große Mengen an Energie durch effizienten Energieeinsatz sparen kann, ist leider noch kein praktiziertes Allgemeingut. Häufig gilt leider noch das Vorurteil, daß Energiesparen mit Einschränkungen verbunden ist.

5.1 Energiekonzept

Ein Element eines Energiemanagements ist die Erstellung eines Energiekonzepts.

Dieses Energiekonzept, für dessen Erstellung man auch Fördermittel in Anspruch nehmen kann, analysiert die Ist-Situation und zeigt Einsparmöglichkeiten mit konkreten Umsetzungsvorschlägen auf (vgl. auch Anhang C und D).

Sinnvoll ist die Aufnahme der Verbrauchswerte von Strom, Heizung und Wasser der letzten 3 Jahre, um daraus Energiekennzahlen ableiten zu können ($kWh/m^2 \times a$). Weiterhin ist die Aufnahme gebäudespezifischer Daten von Bedeutung, also Nutzflächen, beheizte Flächen, Verkehrsflächen etc., die man in Relation zu den Verbrauchswerten setzen muß. Ebenso gehört die Aufnahme von Daten von Energieanlagen und Zählerzuordnungen zu Verbrauchern zur Erfassung der Ist-Situation. Sinnvoll in diesem Zusammenhang ist die Einführung eines EDV-gestützten Raumbuches, das alle wesentlichen hausrelevanten Daten wie z.B. beheizte Nutzfläche, Bruttogeschoßfläche, Nutzungszeiten, Raumsolltemperaturen, Fensterflächen etc. enthält.

Sinnvolle Schritte für die Ist-Analyse (Pillath 1997) sind:

- Installation von Meßgeräten zur Leistungs- und Verbrauchserfassung,
- Aufstellung der Energieverbräuche im Tages- und Jahresverlauf,
- Haustechnische und baulich-räumliche Bestandsaufnahme,
- Erfassen der Betriebsabläufe,
- Soll-/Ist-Vergleich zwischen Planungs- und Betriebswerten,
- Analyse der Abweichungen und Ursachen.

Für die durchzuführenden Maßnahmen wird ein Prioritätenkatalog aufgestellt und den einzelnen Maßnahmen eine Energie- und Kostenbilanz hinzugefügt. Für die folgenden Jahre werden dem Gebäude Sollwerte vorgegeben, die mit Hilfe des Maßnahmenbündels kurz-, mittel- und langfristig erreicht werden sollen. Diese Sollwerte müssen regelmäßig überprüft und fortgeschrieben werden. Schon in der Anfangsphase können durch leichte Korrekturen beispielsweise der regeltechnischen Anlagen und Verhaltensänderungen der Nutzer große Einsparungen erzielt werden.

Viele Energieversorger, Energieagenturen und Ingenieurbüros bieten eine kostenlose Grobanalyse an und erstellen gegen Verrechnung Energiekonzepte.

5.2 Energie-Controlling

Mittels technischer und baulicher Maßnahmen kann der vollständige Einsparerfolg allein nicht erzielt werden. Die Mitarbeit und v. a. Motivation des Personals ist von strategischer Bedeutung. Findet hier eine aktive Zusammenarbeit statt, steht einer rationellen Energieanwendung nichts mehr im Weg.

Damit die Einsparerfolge (oder auch Mißerfolge) deutlich werden und ggf. organisatorisch bzw. technisch nachgesteuert werden kann, ist der Einsatz eines Energie-Controlling notwendig. Energie-Controlling beinhaltet ein regelmäßiges Energieberichtswesen. Es können jederzeit Verbräuche abgerufen und Lastgänge untersucht werden. Tritt z. B. morgens um 6 Uhr eine Spitze in der Last auf, wird dies durch eine Lastkurve auf dem Rechner sichtbar. Bei der Ursachenforschung wird man feststellen, daß die Mitarbeiter kommen und gleichzeitig alle Rechner, Lampen und Kaffeemaschinen angestellt werden. Mittels Energie-Controlling werden solche Lastspitzen erkannt. Durch betriebliche Umorganisation besteht anschließend die Möglichkeit zur Gegensteuerung. Hierdurch können Kosten gesenkt werden, indem man in diesem Fall nicht die Energieverbrauchskosten reduziert , sondern der an das Versorgungsunternehmen zu zahlende Leistungspreis sinkt.

Ferner gibt eine regelmäßige Berichterstattung Aufschluß über Einsparerfolge im Verbrauch oder kann Nachsteuerungsbedarf anzeigen.

Durch Energie-Controlling (ohne sonstige technische und bauliche Maßnahmen) können zwischen 5–20% (Pillath 1997) der Energiekosten reduziert werden.

Das Universitätsklinikum Frankfurt mit einer Energiebezugsfläche von 300.000 m^2 und etwa 1.400 Betten hat vor Jahren schon im Zuge von Kostensenkungs- und Energiesparmaßnahmen ein Energie-Controlling mit einem externen Dienstleister eingeführt (Jäger 1997). Voraussetzung für ein erfolgreiches Controlling war der Aufbau eines Zähl- und Ablesesystems, um die Verbräuche den entsprechenden Verursachern zuordnen zu können. In einer Analyse für einen Modellversuch in einem Teilbereich der Kliniken hat man ein Einsparpotential von 10% bei jährlichen Gesamtkosten von 2,2 Mio. DM für Energie und Wasser ermittelt. Bei der Heizenergie und beim Wasserverbrauch wurden in der Tat beachtliche Einsparungen erzielt. Allerdings zeigt der Stromverbrauch eine steigende Tendenz, was in der Zunahme der PC und anderer Geräte der modernen Bürokommunikation begründet ist.

5.3 Lastmanagement

Um den Leistungspreis für den Strombezug zu senken, bietet sich ein Lastmanagementsystem an. Mit Hilfe dieses Systems werden im Altenheim oder Krankenhaus elektrische Verbraucher so „getaktet", daß nicht alle gleichzeitig Strom beziehen und damit ein hoher Gesamtleistungsbezug der Einrichtung entsteht. In der Regel werden vom Energieversorger die 2 oder 3 höchsten Leistungswerte des Jahres zur Berechnung des Leistungspreises herangezogen. Kann man die Leistungsspitzen senken, macht sich das je nach Vertragsregelung mehr oder minder deutlich bezahlt.

Jedoch sollte in jedem Fall vor der Anschaffung eines solchen Systems eine Potentialabschätzung durchgeführt werden, um die Wirtschaftlichkeit der Maßnahme auszuloten.

Lohnt sich die Installation teurer Hard- und Software nicht, kann auch durch preiswertere Maximumwächter ein ähnlicher Effekt erzielt werden. Jedoch sind diese Systeme nicht dynamisch und halten nur vorgegebene Einstellungen ein.

5.4 Gebäudeleittechnik

Ein wichtiges Instrument auf dem Weg zu einer optimierten Haustechnik und damit verbundenen Energieeinsparungen ist die Installation einer zentralen oder dezentralen Gebäudeleittechnik (GLT). Hier sind v. a. DDC-(Digital direct control-)Anlagen im Einsatz, die beispielsweise die Heizungs- und Lüftungstechnik steuern und überwachen. So können bestimmte Vorlauftemperaturen für die Heizung eingesteuert werden, um von vornherein überhöhte Temperaturen durch falsch bediente Thermostate zu vermeiden. Gerade in der Übergangszeit kann durch eine niedrigere Vorlauftemperatur im Verhältnis zur Winterzeit Energie eingespart werden. Die Steuerung der Lüftungsleistung kann über die GLT ebenso erfolgen wie eine sinnvolle Regelung der Beleuchtung und ein Lastmanagement. Der Vorteil der Anlage ist eindeutig; wurden bisher für jede Anlage eigene Steuerungselemente und für Heizungen z. B. Außentemperaturfühler benötigt, reicht ein Element für das gesamte System bei einer Gebäudeleittechnik aus. Fehler im System oder programmierte Wartungsintervalle werden selbstverständlich ebenfalls gemeldet. Mittels DDC können Störungen analysiert und z. T. über PC behoben werden.

Die Kosten- und Energieersparnis liegt auf der Hand. Eine computergeführte Regelung sorgt für einen optimalen Energieeinsatz und geringeren Personalaufwand für Wartungen und Einstellungen. Die Daten werden über ein Bussystem zum und vom Rechner geleitet.

Die Leittechnik kann entweder zentral oder dezentral organisiert sein. Bei der zentralen Leittechnik sorgt ein Steuerungsrechner für die Koordination aller Systeme. Nach und nach können weitere Einzelsysteme (z.B. Erweiterungsbauten) zugeschaltet werden. Jedoch ist die Anfangsinvestition sehr hoch, weil die Anschaffung eines Steuerungsrechners kostspielig ist (Energieagentur NRW 1997).

Die dezentrale Leittechnik hat den Vorteil kleiner Steuerungseinheiten. Die Informationen werden dezentral verarbeitet und zwischen den einzelnen Rechnern ausgetauscht. Bei diesem System ist der Einstieg preisgünstiger und die Betriebssicherheit höher (Energieagentur NRW 1997).

Eine Gebäudeleittechnik hat u.a. den entscheidenden Vorteil, daß dieses System gleichzeitig auch für die Objektüberwachung, Arbeitssicherheit und ein Energie-Controlling einsetzbar ist.

Betrieben wird die Gebäudeleittechnik von der technischen Hausverwaltung. Das System an sich muß dynamisch sein und für Erweiterungen von vornherein ausreichende Kapazitäten aufweisen. Sinnvoll ist eine Integration von Beginn an in die Gebäudeplanung, weil der nachträgliche Einbau wesentlich kostenintensiver als bei einer integrierten Planung ist.

5.5 Energiemanagementsystem

Im Energiemanagementsystem (EMS) muß festgelegt werden, wie die Bemühungen zur Energieeinsparung umgesetzt werden und wer für die Erreichung der Sollwerte verantwortlich ist. Aber nicht nur organisatorisch wird der rationelle Energieeinsatz koordiniert. Vielmehr liegt im EMS die Antriebsfeder für die Umsetzung der Vorgaben. Ähnlich wie das Qualitätsmanagement oder das Umweltmanagement unterliegt das Energiemanagementsystem einer ständigen Überprüfung. Ein kontinuierlicher Verbesserungsprozeß sorgt dafür, daß erreichte Sollwerte die neuen Istwerte sind und auf dieser Basis neue Sparziele formuliert werden. Dabei ist zu bedenken, daß selbstverständlich nicht endlos Einsparerfolge erzielt werden können. Hat man nach Durchführung aller Maßnahmen ein niedriges Energieverbrauchsniveau erreicht, müssen die Kräfte dahingehend gebündelt werden, das erzielte Niveau beizubehalten bzw. technische Neuerungen einzubeziehen, um weitere Einsparungen zu erzielen.

Wird ein Neubau geplant, muß das Energiemanagementsystem als integraler Bestandteil der Gesamtplanung von Beginn an in die Überlegungen einbezogen werden. Plant man von vorne herein energiesparende Maßnahmen ein, können in der Folge erhebliche Unterhaltungskosten gespart werden. Die notwendigen Mehrinvestitionen für effizientere Techniken amortisieren sich in kürzester Zeit. Nachträgliche Änderungen dagegen sind im Verhältnis wesentlich teurer und müssen dem bestehenden System angepaßt werden, was u.a. auch zu technischen Schwierigkeiten führen kann.

5.6 Contracting

Auf den ersten Blick scheint es, daß sich wieder ein Anglizismus in die deutsche Sprache eingeschlichen hat und ein vorhandenes Wort in der deutschen Sprache ersetzt wird. Das hinter „Contracting" mehr als „Vertrag" steckt, macht folgende Definition deutlich: „Contracting ist ein Vertragswerk, das einen bestimmten, exakt definierten energiebezogenen Nutzen (z.B. Bereitstellung von Wärme oder Dampf) zum Gegenstand hat, mit Liefer-/Abnahmekonditionen und entsprechenden Preisregelungen" (Wohlgemuth 1997). Das bedeutet, daß Nachfrager von Energiedienstleistungen selbst kein Interesse an der Erzeugung haben, sondern vielmehr an einer reibungslosen Bereitstellung von Wärme, Kälte, Licht oder Prozeßdampf. Die nicht zur Kernaufgabe der Einrichtungen gehörende Energieerzeugung wird ausgelagert. Diese Nische besetzen seit einiger Zeit Energiedienstleistungsunternehmen, z.B. örtliche Stadtwerke. Sie schließen mit den Energieabnehmern einen Vertrag, in dem der Dienstleister sich verpflichtet, gegen Zahlung eines festzulegenden Preises Licht, Kälte, Wärme oder Dampf zu liefern.

Contracting bietet dem Nutzer folgende Vorteile (Schwarz 1997):

- Konzentration auf das Kerngeschäft,
- Befreiung von der Investition,
- Energielieferung bzw. Energiedienstleistung aus einer Hand,
- Risikominimierung,
- technische und wirtschaftliche Optimierung,
- Energieversorgungsunternehmen als kompetente Partner.

Verschiedene Contracting-Formen sind auf dem Markt:

- *Anlagen-Contracting*: Die Erneuerung einer Anlage steht ins Haus. Hierfür wird ein Contracting-Partner gesucht, der die Anlage finanziert, wartet und betreibt. Nach Ablauf einer vertraglich gesicherten Laufzeit geht die Anlage in das Eigentum des Contracting-Nehmers über.
- *Einspar-Contracting*: Eine neue Anlage wird mit dem Ziel der Energieeinsparung vom Contractor finanziert, betrieben und gewartet. Der zu zahlende Grundpreis für die Dienstleistung entspricht der Höhe der vorher gezahlten Energiemenge (oder kann ggfs. auch schon darunter liegen). Nach Ablauf der vereinbarten Vertragslaufzeit geht die Anlage in das Eigentum des Contracting-Nehmers über, der dann in vollem Umfang vom Einsparerfolg profitiert.

6 Zusammenfassung

Für Gesundheitsmanager ist das Thema ‚Energieeinsparung' allzu häufig weit entfernt vom Alltagsgeschäft, weil es originär nichts mit ihrer Kernaufgabe zu tun hat. Die aktuellen Diskussionen um Kosteneinsparungen im Gesundheitswesen und die Notwendigkeit des Klimaschutzes lassen aber mittlerweile viele Verantwortliche im Gesundheitswesen umdenken. In diesem Kapitel werden einige Vorschläge und konkrete Handlungsanweisungen aufgezeigt, um die Energiekosten in Altenheimen und Krankenhäusern nachhaltig zu senken. Über die Umstellung des Energieträgers bis hin zur Substitution des kompletten Heizungssystems, beispielsweise der Wärmebereitstellung über ein BHKW, werden Möglichkeiten dargestellt, Energie einzusparen und Kosten zu senken.

Allein durch organisatorische Maßnahmen, wie z.B. richtiges Lüften, kann der Heizwärmebedarf um etwa 10% reduziert werden. Die jeweiligen Einsparpotentiale im technischen Bereich und bei der Gebäudesanierung sind von Haus zu Haus naturgemäß verschieden.

Große Stromeinsparungen und damit verbunden eine erhebliche Senkung der Kosten lassen sich ohne weiteres durch kleine Eingriffe oder organisatorische Maßnahmen erzielen. Aber auch der Einsatz moderner Beleuchtungs- und Lüftungsanlagen sowie der Ersatz abgängiger Geräte durch stromsparende Neuerungen amortisieren sich in der Regel in den ersten Jahren nach deren Anschaffung.

Anhand einer Analyse der energetischen Situation eines Altenheims werden Einsparpotentiale am konkreten Objekt aufgezeigt, um die vorgeschlagenen Maßnahmen transparenter und damit nachvollziehbar zu machen.

Die Integration einer Gebäudeleitechnik kann zu weiteren Synergieeffekten führen. Neben den technischen Maßnahmen spielen die organisatorischen Maßnahmen zur Energieeinsparung eine entscheidende Rolle. So kann durch einen Contracting-Vertrag die Lücke zwischen Anspruch und Realisierungsmöglichkeit neuer Anlagen geschlossen werden.

Ein koordiniertes, konzeptionell begründetes Vorgehen ist ein Meilenstein auf dem Weg zum gesteckten Einsparziel. Der Aufbau eines Energiemanagementsystems mit einem integrierten Energie-Controlling ist zur systematischen Erschließung des gesamten Einsparpotentials und damit einer umfassenden Kostensenkung und Umweltentlastung notwendig.

Literatur

ages (1997) Verbrauchskennwerte 1996, Forschungsbericht der ages GmbH, Münster 1997

Energieagentur NRW (1997) Energie im Krankenhaus. Ein Leitfaden für Kostensenkung und Umweltschutz durch rationelle Energieverwendung

Enquete-Kommission des Deutschen Bundestages (1990) Schutz der Erde. Deutscher Bundestag

Jäger R (1997) Uni-Klinik Frankfurt

Pillath J (1997) Energie-Contracting GmbH (SEC)

Schwarz F (1997) Contracting mit einem Krankenhaus – Praxisbeispiel Klinikum St. Antonius in Wuppertal, EVU auf dem Wege zum Dienstleistungsunternehmen – Instrumente und Beispiele. VDI, Düsseldorf

Weizsäcker EU, Lovins A, Lovins H (1996) Faktor 4. Büchergilde Gutenberg, Frankfurt am Main

Wohlgemuth R (1997) Handbuch Contracting. Arbeitskreis Contracting. Krammer, Düsseldorf

Gefahrstoffmanagement und Umgang mit gefährlichen Stoffen am Beispiel eines Krankenhauses

D. Müller, B. Schlutter

Inhaltsverzeichnis

1 Einleitung

Für die mit der Umsetzung des Gefahrstoffrechts verbundenen Pflichten und Aufgaben in Krankenhäusern und Altenheimen ist die Leitung der Häuser verantwortlich. Aufgrund der Vielzahl von Gefahrstoffen, begrenzter Personalkapazitäten, mangelnder Fachkenntnis und hohem Zeitaufwand ist die Umsetzung nur unzureichend realisiert.

Es mangelt an einem entsprechenden Gefahrstoffmanagement, welches die Basis für die fachgerechte und effektive Umsetzung bildet.

Hier soll aufbauend auf gesetzlichen Verpflichtungen eine Lösungsmöglichkeit beispielhaft aufgezeigt werden. Die Effizienz der Maßnahmen wird besonders an Kostenbetrachtungen verdeutlicht.

2 Gesetzliche Verpflichtungen

2.1 Überblick über das Gefahrstoffrecht

Der Einfluß der Europäischen Union auf die Arbeitsschutzvorschriften der Bundesrepublik nimmt auch im Bereich der Gefahrstoffe ständig zu. Durch die Umsetzung zahlreicher EG-Richtlinien wurden das Gesetz zum Schutz vor gefährlichen Stoffen (Chemikaliengesetz, ChemG), die Verordnung zum Schutz vor gefährlichen Stoffen (Gefahrstoffverordnung, GefStoffV) und die Chemikalien-Verbotsverordnung (Chem VerbotsV) novelliert (Abb. 6.1).

Zweck des ChemG ist es, den Menschen und die Umwelt vor schädlichen Einwirkungen gefährlicher Stoffe und Zubereitungen zu schützen, insbesondere sie erkennbar zu machen, sie abzuwenden und ihrem Entstehen vorzubeugen.

Aufgrund der Ermächtigung zum Erlaß von Rechtsverordnungen im ChemG sind vom Bundesministerium die GefStoffV und vom Bundesumweltministerium die ChemVerbotsV erlassen worden.

Die novellierte GefStoffV vom 26.20.1993 (letzte Fassung vom 15.04.1997) faßt Schutzmaßnahmen in 9 Abschnitten und 6 Anhängen zusammen.

Die technischen Regeln für Gefahrstoffe (TRGS) geben den Stand der sicherheitstechnischen, arbeitsmedizinischen, hygienischen sowie arbeitswissenschaftlichen Anforderungen an Gefahrstoffe hinsichtlich Inverkehrbringen und Umgang wieder. Durch die TRGS werden insbesondere die im § 17 GefStoffV „Allgemeine Schutzpflicht“ erforderlichen Maßnahmen beim Umgang mit Gefahrstoffen näher bestimmt. Die TRGS werden vom Bundesminister für Arbeit und Sozialordnung oder vom Bundesminister für Umwelt, Naturschutz und Reaktorsicherheit bekanntgegeben.

2.2 Begriffe

Gefahrstoffe sind nach § 19 (2) ChemG:

1) gefährliche Stoffe und Zubereitungen nach § 3a ChemG sowie Stoffe und Zubereitungen, die sonstige chronisch schädigende Eigenschaften besitzen,

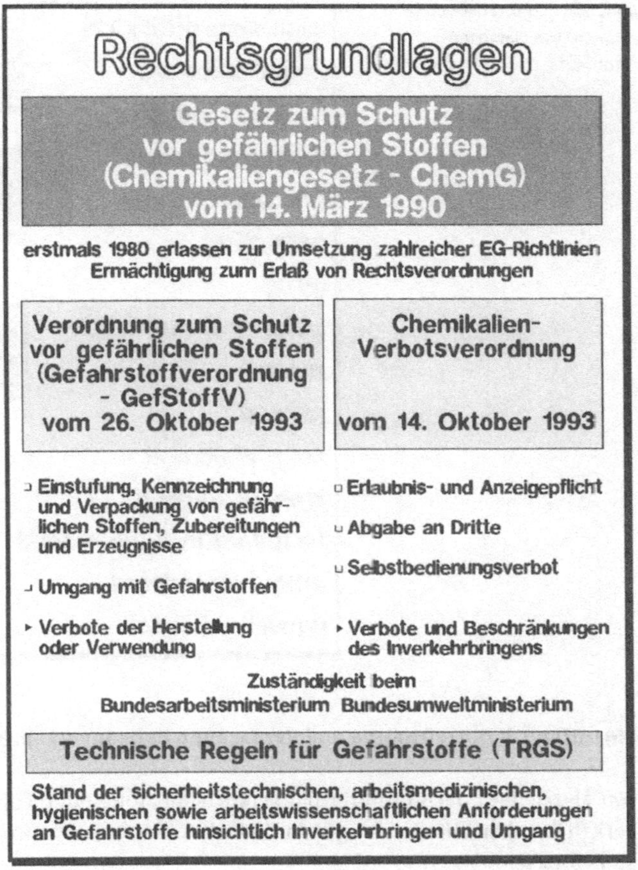

Abb. 6.1. Aufbau des Gefahrstoffrechts

Rechtsgrundlagen

Gesetz zum Schutz vor gefährlichen Stoffen (Chemikaliengesetz - ChemG) vom 14. März 1990

erstmals 1980 erlassen zur Umsetzung zahlreicher EG-Richtlinien
Ermächtigung zum Erlaß von Rechtsverordnungen

Verordnung zum Schutz vor gefährlichen Stoffen (Gefahrstoffverordnung - GefStoffV) vom 26. Oktober 1993

- Einstufung, Kennzeichnung und Verpackung von gefährlichen Stoffen, Zubereitungen und Erzeugnisse
- Umgang mit Gefahrstoffen
- Verbote der Herstellung oder Verwendung

Chemikalien-Verbotsverordnung vom 14. Oktober 1993

- Erlaubnis- und Anzeigepflicht
- Abgabe an Dritte
- Selbstbedienungsverbot
- Verbote und Beschränkungen des Inverkehrbringens

Zuständigkeit beim
Bundesarbeitsministerium Bundesumweltministerium

Technische Regeln für Gefahrstoffe (TRGS)

Stand der sicherheitstechnischen, arbeitsmedizinischen, hygienischen sowie arbeitswissenschaftlichen Anforderungen an Gefahrstoffe hinsichtlich Inverkehrbringen und Umgang

2) Stoffe, Zubereitungen und Erzeugnisse, die explosionsfähig sind,
3) Stoffe, Zubereitungen und Erzeugnisse, aus denen bei der Herstellung und Verwendung Stoffe und Zubereitungen nach Aufzählungspunkt 1 oder 2 entstehen oder freigesetzt werden können,
4) Stoffe, Zubereitungen und Erzeugnisse, die erfahrungsgemäß Krankheitserreger übertragen können.

Gefährlich sind Stoffe und Zubereitungen nach § 4 GefStoffV, die einen oder mehrere der in § 3a (1) ChemG genannten und in Anhang I Nr. 1 näher bestimmten Eigenschaften aufweisen (Abb. 6.2).

Als Arbeitsstoffe werden im folgenden alle Stoffe bezeichnet, die bestellt bzw. eingesetzt werden und von denen die Gefährdungsmöglichkeit noch nicht geklärt ist.

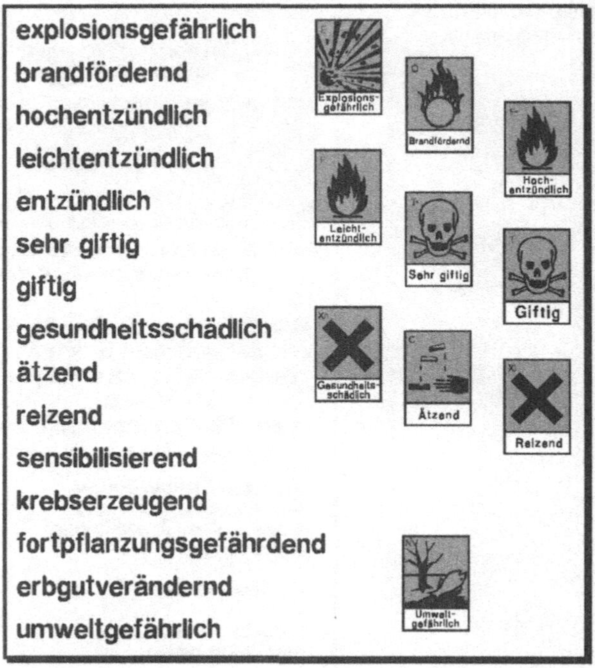

Abb. 6.2. Gefahrenbezeichnungen und Gefahrensymbole

explosionsgefährlich
brandfördernd
hochentzündlich
leichtentzündlich
entzündlich
sehr giftig
giftig
gesundheitsschädlich
ätzend
reizend
sensibilisierend
krebserzeugend
fortpflanzungsgefährdend
erbgutverändernd
umweltgefährlich

Explosionsgefährlich
Brandfördernd
Hochentzündlich
Leichtentzündlich
Sehr giftig
Giftig
Gesundheitsschädlich
Ätzend
Reizend
Umweltgefährlich

2.3 Einstufung, Kennzeichnung und Verpackung beim Inverkehrbringen

Der Hersteller oder Einführer hat gefährliche Stoffe oder Zubereitungen vor dem Inverkehrbringen einzustufen (§§4a, 4b GefStoffV) und entsprechend zu verpacken und zu kennzeichnen.

Als Kennzeichnung müssen angegeben sein:

- Chemische Bezeichnung des Stoffes oder Handelsname/Bezeichnung der Zubereitung und chemische Bezeichnung des Stoffes/der Stoffe, die in der Zubereitung enthalten sind:
- Gefahrensymbole und Gefahrenbezeichnungen,
- Hinweise auf besondere Gefahren (R-Sätze),
- Sicherheitsratschläge (S-Sätze),
- Name, Anschrift und Telefonnummer des Herstellers/Einführers/Vertreibers,
- bei Stoffen dem Stoff zugeordnete EWG-Nummer und Hinweis „EWG-Kennzeichnung",
- bei Zubereitungen Nennmenge oder Füllmenge des Inhalts, bei dem für jedermann erhältlichen verpackten Zubereitungen.

Für die Verpackung gilt im wesentlichen:

- Beschaffenheit so, daß vom Inhalt nichts ungewollt nach außen gelangen können;
- den zu erwartenden Beanspruchungen sicher widerstehen und aus Werkstoffen hergestellt, die von dem Stoff/der Zubereitung nicht angegriffen werden und keine gefährlichen Verbindungen mit ihnen eingehen;

- nicht in solche Behältnisse verpacken oder bei der Abgabe abfüllen, durch deren Form oder Bezeichnung der Inhalt mit Lebensmitteln verwechselt werden kann;
- krebserzeugende und erbgutverändernde Stoffe/Zubereitungen sind zusätzlich mit einem Hinweis zu kennzeichnen;
- Zusätzliche Anforderungen an die Kennzeichnung und Verpackung von Stoffen und Zubereitungen, die für jedermann erhältlich sind.

Ein Sicherheitsdatenblatt muß der Hersteller, Einführer oder erneute Inverkehrbringer gefährlicher Stoffe oder Zubereitungen allen gewerblichen Abnehmern bei der ersten Lieferung des Stoffes oder der Zubereitung übermitteln. Das Sicherheitsdatenblatt faßt die zum Zeitpunkt der Erstellung vorliegenden sicherheitsrelevanten Angaben für den Umgang mit gefährlichen Stoffen und Zubereitungen zusammen.

Nach Anhang I Nr. 5 sowie TRGS 220 muß das Sicherheitsdatenblatt Artikel 3 der EG-Richtline 91/155/EWG vom 05.03.1991 entsprechen und Mindestangaben enthalten. Bei wichtigen Änderungen müssen alle Abnehmer, die in den letzten 12 Monaten den Stoff/die Zubereitung erhalten haben, eine geänderte Fassung erhalten (versehen mit „überarbeitet, ... Datum").

2.4 Verbote und Beschränkungen

Für bestimmte gefährliche Stoffe und Zubereitungen sind im 4. Abschnitt Herstellungs- und Verwendungsverbote enthalten, u. a.:

- allgemeine Beschäftigungsverbote und Beschränkungen (z. B. für krebserzeugende Gefahrstoffe);
- besondere Beschäftigungsbeschränkungen für bestimmte Personengruppen (z. B. für Jugendliche, werdende und stillende Mütter);
- Begasungen (z. B. nur mit Ethylenoxid, Cyanwasserstoff, Phosphorwasserstoff);
- Verweis auf besondere Vorschriften für die gewerbliche Schädlingsbekämpfung (insbesondere Anhang V Nr. 6 GefStoffV).

2.5 Umgang mit Gefahrstoffen

Der 5. Abschnitt enthält allgemeine Umgangsvorschriften für Gefahrstoffe. Abbildungen 6.3 und 6.4 zeigen vereinfacht die Umsetzung der Bereiche Ermittlungs- und Schutzpflicht.

Ermittlungspflicht: Der Arbeitgeber muß die mit dem Umgang von Gefahrstoffen verbundenen Gefahren ermitteln, unabhängig davon, ob die verwendeten Stoffe und Zubereitungen als solche gekennzeichnet sind.

Der Verwender von Gefahrstoffen hat die Pflicht, die Möglichkeit der Verwendung von ungefährlichen bzw. weniger gefährlichen Ersatzstoffen zu prüfen. Dazu muß auch beurteilt werden, ob durch eine Änderung des Herstellungs- oder Verwendungsverfahrens auf die Verwendung der Gefahrstoffe verzichtet, oder das Auftreten der Gefahrstoffe am Arbeitsplatz verhindert bzw. verringert werden kann.

Der Arbeitgeber ist verpflichtet, ein Verzeichnis aller ermittelten Gefahrstoffe zu führen. Aus diesem Gefahrstoffkataster muß ersichtlich sein, welche Mengen welcher

ERMITTLUNG
der Eigenschaften
der verwendeten Stoffe
Bezeichnung
Einstufung
Menge
Arbeitsbereich
PRÜFUNG
der Ersatzmöglichkeiten
von Gefahrstoffen
geringeres Risiko
Verfahrensänderung od. Verzicht
Verringerung
ÜBERWACHUNG
Feststellung und
Beurteilung der
Gefahren am Arbeitsplatz
MESSUNG von
MAK-, TRK-, BAT-Werten,
Auslöseschwelle
MASSNAHMEN
zum Schutz
der Gesundheit
der Arbeitnehmer
Technische
Organisatorische
Persönliche
Maßnahmen
INFORMATION
der
Beschäftigten
Betriebsanweisung
Unterweisung
Unterrichtung/
Anhörung
ERMITTLUNGSPFLICHT
SCHUTZPFLICHT

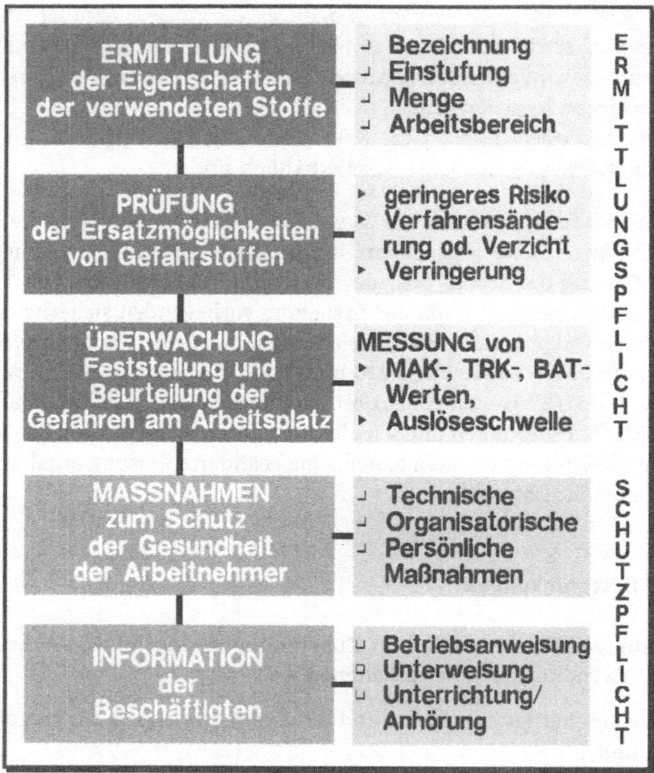

Abb. 6.3. Ermittlungs- und Schutzpflicht

Gefahrstoffe an welchen Arbeitsplätzen im Betrieb vorkommen. Der Hersteller oder Einführer ist auskunftspflichtig. Aus den Sicherheitsdatenblättern können ebenfalls Informationen entnommen werden.

Mindestangaben des Gefahrstoffverzeichnisses nach TRGS 222:

- Bezeichnung des Gefahrstoffes,
- Einstufung des Gefahrstoffes (Gefahrenkennzeichen),
- Mengenbereich des Gefahrstoffes im Betrieb,
- Arbeitsbereiche, in denen mit dem Gefahrstoff umgegangen wird.

Zusätzliche Angaben, wie z. B. chemische Charakterisierung, Hersteller/Lieferer, VbF- und Wassergefährdungs(WGK)-Klasse, Lagerort, Stand des Sicherheitsdatenblattes, Nummer der Betriebsanweisung (falls erforderlich) sollten ebenfalls erfaßt werden.

Das TRGS 222-Verzeichnis muß mindestens einmal jährlich überprüft und bei wesentlichen Änderungen aktualisiert werden, u.a. die Neuaufnahme von Gefahrstoffen, eine Änderung der Einstufung, eine Änderung der Mengenbereiche, Änderungen der Arbeitsbereiche, in denen mit dem Gefahrstoff umgegangen wird.

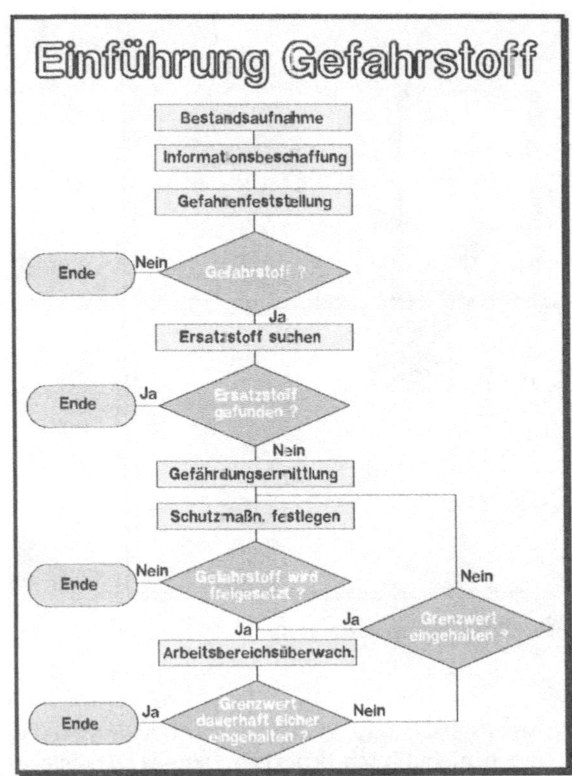

Abb. 6.4. Einführung eines neuen Stoffes

Wenn feststeht, welche Gefahrstoffe eingesetzt werden, ist die Feststellung und Beurteilung der Gefahren am Arbeitsplatz erforderlich. Hierbei finden die TRGS 402 und 403 im Rahmen der Arbeitsbereichsanalyse Anwendung.

Es muß ermittelt werden, ob die stoffbezogenen Grenzwerte eingehalten werden (Überwachungspflicht). TRGS 900, 903 und 905 enthalten die Grenzwerte. Es wird zwischen MAK-, TRK- und BAT-Werten unterschieden. Zeigt das Ergebnis der Arbeitsbereichsanalyse, daß die Grenzwerte nicht eingehalten werden, sind Maßnahmen zur Senkung der Gefahrstoffkonzentration zu treffen.

Schutzpflicht: Zur Schutzpflicht gehört die Festlegung von technischen, organisatorischen und persönlichen Maßnahmen sowie die Information der Beschäftigten in Form von Betriebsanweisungen, Unterweisungen und Unterrichtung/Anhörung des Betriebsrates bzw. der Mitarbeitervertretung zum Schutz der Gesundheit der Arbeitnehmer.

Dabei ist folgende Rangfolge für Schutzmaßnahmen zu beachten:

1) Möglichst *geschlossenes System*: (Abb. 6.5a): Arbeitsverfahren sind so zu gestalten, daß gefährliche Gase, Dämpfe oder Schwebstoffe nicht frei werden. Dies kann durch die Verwendung geschlossener Systeme (Anlagen) erreicht werden. Außerdem ist das Arbeitsverfahren so zu gestalten, daß Arbeitnehmer keinen Hautkontakt zu gefährlichen festen oder flüssigen Stoffen oder Zubereitungen haben.

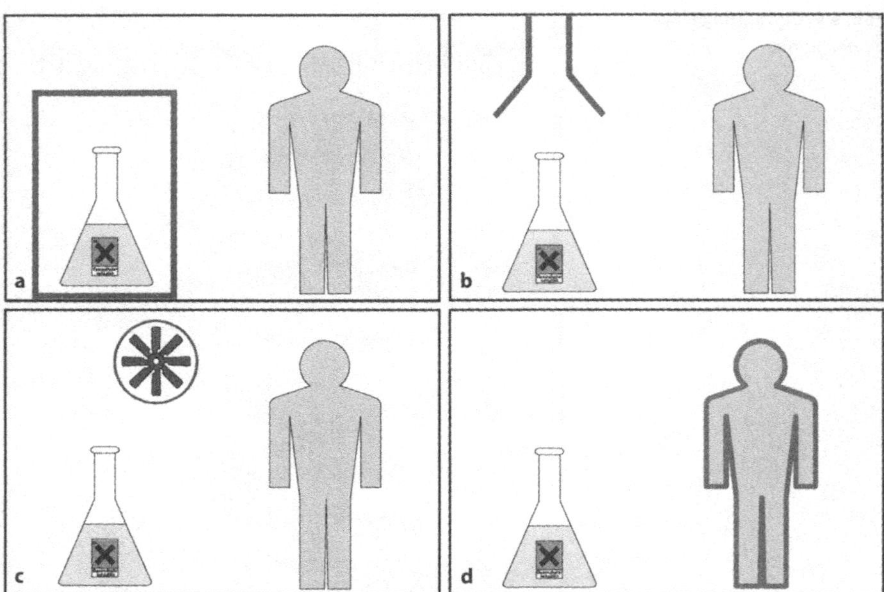

Abb. 6.5a–d. Piktogramme

2) *Arbeitsplatzbezogene Absaugung* (Abb. 6.5b): Ist die Maßnahme nach Punkt 1 nicht möglich, sind gefährliche Gase, Dämpfe oder Schwebstoffe beim Freiwerden an den Austritts- oder Entstehungsstellen direkt abzusaugen. Die Stoffe müssen vollständig erfaßt werden. Die abgesaugte Luft muß schadlos beseitigt werden.
3) *Lüftungsmaßnahmen* (Abb. 6.5c): Falls die Maßnahme unter Punkt 3 nicht ausreicht, also wenn eine vollständige Erfassung der Gefahrstoffe durch die Absaugung nicht möglich ist, müssen entsprechende Lüftungsmaßnahmen nach dem Stand der Technik getroffen werden.
4) *Persönliche Schutzmaßnahmen* (Abb. 6.5d): Wenn die Maßnahmen nach Punkt 1 bis 3 unzureichend sind, ist das Tragen geeigneter persönlicher Schutzausrüstungen erforderlich. Eine Beschäftigung darf nur so lange erfolgen, wie es das Arbeitsverfahren erfordert und dies mit dem Gesundheitsschutz vereinbar ist.

Die beim Umgang mit Gefahrstoffen auftretenden Gefahren für Mensch und Umwelt müssen vom Unternehmer ermittelt und beurteilt werden. In einer Betriebsanweisung müssen notwendige Schutzmaßnahmen und Verhaltensregeln für den Gefahrfall festgelegt werden.

Anforderungen an Gliederung und Inhalte von Betriebsanweisungen:

- auf die mit dem Umgang mit Gefahrstoffen verbundenen Gefahren für Mensch und Umwelt hinweisen;
- die erforderlichen Schutzmaßnahmen und Verhaltensregeln festlegen;
- Anweisungen über Verhalten im Gefahrfall und Erste Hilfe;
- auf sachgerechte Entsorgung entstehender gefährlicher Abfälle hinweisen;

- in verständlicher Form und Sprache der Beschäftigten;
- an geeigneter Stelle in der Arbeitsstätte bekanntgeben.

Alle Arbeitnehmer, die beim Umgang mit Gefahrstoffen beschäftigt werden, müssen anhand der Betriebsanweisung von ihrem Vorgesetzten über die auftretenden Gefahren und die anzuwendenden Schutzmaßnahmen unterwiesen werden.

Anforderungen an Unterweisungen:

- vor der Beschäftigung und danach mindestens einmal jährlich;
- mündlich und arbeitsplatzbezogen;
- Inhalt und Zeitpunkt schriftlich festhalten;
- von Unterwiesenen durch Unterschrift bestätigen lassen;
- gebärfähige Arbeitnehmerinnen zusätzlich über die für werdende Mütter möglichen Gefahren und Beschäftigungsbeschränkungen unterrichten.

Die betroffenen Arbeitnehmer sind bei der Ermittlung und Beurteilung, der Regelung der Maßnahmen, der Auswahl persönlicher Schutzausrüstung zu hören und zu unterrichten über Ergebnisse der Messungen, Überschreiten von Grenzwerten und die Bedeutung der Ergebnisse. Ist ein Betriebs- oder Personalrat vorhanden, so muß dieser ebenfalls unterrichtet und angehört werden.

Hygienemaßnahmen: Nahrungs- und Genußmittel dürfen nur so aufbewahrt werden, daß sie mit Gefahrstoffen nicht in Berührung kommen. Arbeitnehmer dürfen in Arbeitsräumen oder an ihren Arbeitsplätzen im Freien beim Umgang mit sehr giftigen, giftigen, krebserzeugenden, fortpflanzungsgefährdenden oder erbgutverändernden Gefahrstoffen keine Nahrungs- und Genußmittel zu sich nehmen. Diesen Arbeitnehmern sind Waschräume sowie Räume mit getrennten Aufbewahrungsmöglichkeiten für Straßen- und Arbeitskleidung zur Verfügung zu stellen. Die Arbeits- und Schutzkleidung ist vom Arbeitgeber zu reinigen.

Verpackung und Kennzeichnung beim Umgang: Die beim Inverkehrbringen zu kennzeichnenden Stoffe müssen auch bei der Verwendung entsprechend verpackt und gekennzeichnet werden.

Ausnahmen gibt es für

- Behälter, die mit dem Boden fest verbunden sind,
- Standflaschen in Laboratorien, Apotheken, u. a. für den Handgebrauch.

In diesen Fällen ist eine Kennzeichnung mit Bezeichnung des Stoffes oder der Zubereitung bzw. Bestandteile der Zubereitung sowie des Gefahrensymbols und der zugehörigen Gefahrenbezeichnung erforderlich.

Aufbewahrung und Lagerung: Gefahrstoffe sind so aufzubewahren oder zu lagern, daß sie die menschliche Gesundheit und die Umwelt nicht gefährden. Mißbrauch und Fehlgebrauch muß verhindert werden. Das Lager für Gefahrstoffe soll nicht für jedermann zugänglich sein und es sollte dort nur geschultes Personal tätig sein.

Bei der Aufbewahrung und Lagerung ist darauf zu achten, daß bestimmte Stoffe z. T. heftig reagieren können. Zusammenlagerungsverbote müssen beachtet werden. Giftige und sehr giftige Stoffe sind unter Verschluß oder nur so aufzubewahren oder zu lagern, daß nur fachkundige Personen Zugang haben. TRGS 514 und 515 sind hierbei besonders zu beachten.

Für die Aufbewahrung oder Lagerung dürfen keine Behältnisse verwendet werden, deren Form oder Bezeichnung mit der von Behältnissen zum Aufbewahren von Lebensmitteln verwechselt werden können.

Vorsorgeuntersuchungen: Arbeitsmedizinische Erstuntersuchungen vor Aufnahme der Beschäftigung und arbeitsmedizinische Nachuntersuchungen während dieser Beschäftigung sind Vorsorgeuntersuchungen und müssen durch einen ermächtigten Arzt vorgenommen werden.

Für bestimmte Stoffzubereitungen sind nach Anhang VI GefStoffV Fristen für die Vorsorgeuntersuchungen einzuhalten, wenn die Auslöseschwelle überschritten wird.

Die Erstuntersuchung muß vor Beginn der Beschäftigung erfolgen und darf nicht länger als 12 Wochen zurückliegen. Die Frist für die Nachuntersuchung beginnt mit dem Zeitpunkt der letzten Vorsorgeuntersuchung. Nachuntersuchungen müssen innerhalb von 6 Wochen vor Ablauf der Nachuntersuchungsfrist vorgenommen werden.

Die Veranlassung der arbeitsmedizinischen Erst- und Nachuntersuchungen hat durch den Unternehmer zu erfolgen. Im Falle gesundheitlicher Bedenken oder wenn der Arbeitnehmer infolge der Arbeitsplatzverhältnisse als gefährdet erscheint, wird der Arzt dem Vorgesetzten schriftlich eine Überprüfung des Arbeitsplatzes empfehlen. Dies hat der Vorgesetzte auch dem Betriebs- bzw. Personalrat mitzuteilen. Wenn der Arzt ein Beschäftigungsverbot ausspricht, hat er dies ebenfalls der zuständigen Behörde mitzuteilen.

Der Arbeitgeber hat eine Vorsorgekartei für Arbeitnehmer, die nach der GefStoffV untersucht worden sind, zu führen.

3
Praktische Umsetzung des Gefahrstoffrechts

3.1
Anforderungen und Probleme

Die zuvor genannten Rechtsgrundlagen sind auch in Krankenhäusern und Altenheimen umzusetzen. Verantwortlich hierfür ist die Leitung der Häuser. Im Falle einer Nichtbeachtung der gesetzlichen Verpflichtungen kann dies von Seiten der Behörden und Unfallversicherungsträger Rechtsfolgen, z. B. Geldbußen bewirken.

Gefährliche Stoffe sind in Krankenhäusern und Altenheimen in vielen Bereichen vorhanden, z. B. als Reinigungs-, Lösungs- und Desinfektionsmittel oder in Form von Medikamenten wie Zytostatika. Aufgrund der großen Anzahl der Gefahrstoffe ist die Erfassung sehr zeitaufwendig. Die Verantwortlichen sehen häufig den großen Aufwand, der für sie nicht sofort mit einem direkten Nutzen in Verbindung gebracht werden kann. Bei der Delegation dieser Aufgaben an Mitarbeiter wird oftmals nicht ausreichend auf deren fachliche Qualifikation geachtet. Bei der Umsetzung ist die Kenntnis von Gesetzen, Verordnungen und Regeln erforderlich. Die Ermittlung von Gefahrstoffen und die Prüfung von möglichen Ersatzstoffen verlangen ein umfangreiches Fachwissen aus den Bereichen Medizin, Physik, Chemie und Technik.

Hier sind als Berater qualifizierte Sicherheitsingenieure insbesondere von überbetrieblichen Diensten gefordert. Ein Vorteil der externen Beratungsinstitutionen besteht insbesondere darin, daß die Kosten für die Tätigkeit kalkulierbar und nachvollziehbar sind. Sofern das eigene Personal diese Aufgaben komplett umsetzen würde, würden eher Fehlleistungen aufgrund mangelnder Kenntnisse und Erfahrungen auftreten und damit höhere Kosten verursacht. Weiterhin erkennen externe Berater Gefahren und Möglichkeiten zu ihrer Reduzierung, die häufig im internen Betriebsablauf nicht gesehen werden („Betriebsblindheit"). Die externen Berater können Verbesserungsvorschläge oftmals besser präsentieren, müssen aber von allen Abteilungen des Krankenhauses oder Altenheims in ihrer Arbeit unterstützt werden, da eine genaue Kenntnis der einzelnen Arbeitsabläufe notwendig ist. Diese Kenntnis kann nur von den jeweiligen Mitarbeitern weitergegeben werden. Weiterhin sollten der Betriebsarzt und der Personalrat den Berater in seinen Aufgaben unterstützen. Eine gute Zusammenarbeit schafft beste Voraussetzungen für gute Ergebnisse.

Es ist zu beachten, daß der Unternehmer in vollem Umfang in seiner Verantwortung für den Schutz seiner Arbeitnehmer, Dritter und der Umwelt verbleibt. Bei der Delegation der Aufgaben an Berater wird keine Verantwortung übertragen.

3.2 Praktische Vorgehensweise anhand eines Beispiels

Am Beispiel eines Krankenhauses mit ca. 600 Betten soll die Vorgehensweise zur Umsetzung der Gefahrstoffverordnung aufgezeigt werden. Diese besteht aus einer Analyse des Istzustandes einschließlich der Erfassung der Stoffe sowie der Beschreibung der vorgeschlagenen und durchgeführten Maßnahmen zur Umsetzung.

3.2.1 Analyse des Istzustandes

■ **Ausgangszustand.** In dem Krankenhaus waren die Erfassung der eingesetzten Stoffe, die Einführung neuer Stoffe und der Umgang mit gefährlichen Betriebsstoffen nicht einheitlich geregelt und oftmals fehlte eine korrekte Kennzeichnung der Behältnisse, die durch die Apotheke befüllt wurden. Weiterhin waren keine Betriebsanweisungen vorhanden und Unterweisungen der Mitarbeiter auf diesem Gebiet fanden ebenfalls nicht nachweisbar regelmäßig statt.

Das Direktorium des Krankenhauses hatte aufgrund dieser Defizite Ende 1992 beschlossen, die Aufgaben zur Umsetzung der Gefahrstoffverordnung an einen überbetrieblichen Dienst zu übertragen. Diese Aufgaben wurden bewußt getrennt von der Betreuung nach dem Arbeitssicherheitsgesetz, die in Teilbereichen auch an den überbetrieblichen Dienst zur Entlastung der eigenen Sicherheitsfachkraft vergeben wurde.

■ **Erfassung der eingesetzten Stoffe.** Zunächst wurde eine Istanalyse durchgeführt, bei der alle Stoffe anhand der im Krankenhaus vorhandenen Sicherheitsdatenblätter erfaßt wurden. Es entstand hierbei eine sehr umfangreiche Liste mit 225 Stoffen. Diese Stoffe wurden einem der folgenden 4 Bereiche nach der jeweiligen Beschaffungs- und Ausgabezuständigkeit zugeordnet: Apotheke, Technischer Dienst, Wirtschaftsabteilung sowie Labor. Die Auswertung dieser Liste und die Überprüfung des Arbeitsstoffeinsatzes in den Abteilungen zeigte, daß einerseits nicht alle Arbeitsstoffe, von denen ein Sicherheitsdatenblatt vorhanden war, im Krankenhaus eingesetzt wurden. Andererseits waren viele Stoffe im Einsatz, für die noch keine aktuellen Sicherheitsdatenblätter vorhanden waren.

■ **Arbeitsbereichsanalysen.** Arbeitsbereichsanalysen wurden zunächst bei besonders kritischen Bereichen durchgeführt. So war im Augenoperationssaal ein spezieller Arbeitsplatz eingerichtet worden, an dem die Instrumente im Tauchbadverfahren desinfiziert, nach einer bestimmten Einwirkungszeit (in der Regel 30 min) aus dem abgedeckten Behälter herausgenommen und anschließend abgespült wurden. Je nach Anzahl der Operationen war ca. 6- bis 8mal pro Tag eine Desinfizierung erforderlich. Die Desinfektionslösung im Tauchbad hat sich aus Wasser und dem Desinfektionsmittel zusammengesetzt, wobei das Desinfektionsmittel als Konzentrat als „gesundheitsschädlich" eingestuft war und als gefährlichen Inhaltsstoff u. a. Formaldehyd enthielt. Eine orientierende Messung der in der Luft auftretenden Formaldehydkonzentration mit Hilfe einer Gasspürpumpe und Prüfröhrchen für Formaldehyd ergab, daß der Wert der maximalen Arbeitsplatzkonzentration an diesem Arbeitsplatz sicher unterschritten wird. Auch die Geruchsschwelle von Formaldehyd wurde nicht angezeigt. Somit konnte die Arbeitsbereichsanalyse für diesen Arbeitsplatz abgeschlossen werden, weitere regelmäßige Konzentrationsmessungen waren nicht erforderlich.

3.2.2 Umsetzung von Maßnahmen

■ **Arbeitskreis Gefahrstoffe.** Um eine Erfassung aller tatsächlich eingesetzten Arbeitsstoffe gewährleisten zu können und eine effiziente Umsetzung der Maßnahmen durch die Verantwortlichen zu gewährleisten, wurde in der Arbeitsschutzausschuß-(ASA)-Sitzung angeregt, einen Arbeitskreis „Gefahrstoffe" zu gründen. Dieser Arbeitskreis sollte in regelmäßigen Abständen tagen und alle weiteren Maßnahmen gemeinsam entwickeln und festlegen. Somit konnten Verluste durch Doppelarbeit, umfangreiche Diskussionen mit mehreren Beteiligten nacheinander, usw. gering gehalten werden. Die Teilnehmer wurden vom Direktorium bestimmt. Hierbei war es wichtig, daß neben den Verantwortlichen für die Beschaffung der Arbeitsstoffe auch die Anwender, speziell Vertreter der Ärzte und des Pflegepersonals, sowie der externe Dienst und der Betriebsarzt beteiligt wurden. Ein Schwerpunkt der ersten Tätigkeiten der einzelnen Mitglieder des Arbeitskreises war die Überprüfung der tatsächlich in ihrem Arbeitsbereich vorhandenen Arbeitsstoffe. Vorrangig wurde der Einsatz der Stoffe auf den Stationen überprüft, da bei den Mitarbeitern nicht das gesamte Fachwissen für den Umgang mit diesen Stoffen vorausgesetzt werden konnte.

Die Bereiche Apotheke und Labor wurden zunächst nicht berücksichtigt, da in den Abteilungen Fachkräfte tätig sind, die ausreichende Informationen über die eingesetzten Stoffe und deren Umgang besitzen.

■ **Ersatzstoffprüfung.** Besonders notwendig war eine gleichzeitige Prüfung, ob Gefahrstoffe durch andere Stoffe ersetzt werden können, die ein geringeres gesundheitliches Risiko beinhalten (Ersatzstoffprüfung). Auch eine insgesamte Reduzierung der Vielzahl der für einen bestimmten Arbeitsablauf eingesetzten Stoffe (z. B. bei Flächendesinfektionsmittel) auf den notwendigen Bedarf und deren richtige Dosierung war Ziel des Arbeitskreises.

■ **Aktuelle Sicherheitdatenblätter und Gefahrstoffkataster.** Parallel zur Ersatzstoffprüfung wurden von dem überbetrieblichen sicherheitstechnischen Dienst die aktuellen Sicherheitsdatenblätter der vorhanden Stoffe von den einzelnen Herstellern angefordert und in einem Ordner aufbewahrt. Folgende Informationen zu den Arbeitsstoffen wurden in das Gefahrstoffkataster aufgenommen: Bezeichnung Stoff/Zubereitung, chemische Charakterisierung, Name und Anschrift des Herstellers/Vertreibers, Art des Stoffes, Gefahrensymbol, Klassifizierung nach der Verordnung brennbarer Flüssigkeiten und nach dem Wasserhaushaltsgesetz, Arbeitsplatz, Tätigkeit mit dem Stoff, Verbrauch des Stoffes pro Jahr, Bemerkungen zu dem Stoff (z.B. R- und S-Sätze) und das Erstellungsdatum des Sicherheitsdatenblattes. Anhand der vorhandenen Informationen konnte eine Bewertung der einzelnen Arbeitsstoffe und damit die weitere Vorgehensweise wie folgt vorgenommen werden.

▪ **Betriebsanweisungen.** Nach Gesprächen im Arbeitskreis „Gefahrstoffe" zeigte sich, daß für die Erstellung von Betriebsanweisungen insgesamt 60 Stoffe zu berücksichtigen waren. Im ersten Schritt wurde eine allgemeine Betriebsanweisung für alle Stationen und Funktionsbereiche angefertigt, die Gefahren beim Umgang mit leichtentzündlichen, ätzenden, gesundheitsschädlichen und reizenden Stoffen enthält. Diese Betriebsanweisung wurde allen Stationen und Abteilungen ausgegeben und an geeigneter Stelle offen ausgehängt.

Als nächster Schritt konnten die Betriebsanweisungen für die einzelnen Arbeitsstoffe erstellt werden, wobei Gruppen von Stoffen mit gleichen Gefahren zusammengefaßt wurden. So war es nicht erforderlich, für jede einzelne Farbe oder Verdünnung, die im Technischen Dienst verwendet wird, eine eigene Betriebsanweisung zu erarbeiten. Insgesamt ergab sich eine notwendige Summe von 33 stoffspezifischen Betriebsanweisungen. Ein Beispiel dafür ist in Anhang E zu sehen. Ein Aushängen dieser umfangreichen Menge an Betriebsanweisungen wurde als nicht sinnvoll erachtet, da sie wahrscheinlich eher nicht von den Mitarbeitern gelesen werden. Als eine möglicherweise wirkungsvollere Maßnahme wurde vom Arbeitskreis „Gefahrstoffe" in Zusammenarbeit mit dem Direktorium ein Konzept für einen Ordner „Arbeitssicherheit und Gesundheitsschutz" entwickelt.

▪ **Ordner Arbeitssicherheit und Gesundheitsschutz.** Für jede Station und jeden Bereich wurde ein Ordner angelegt mit den nur für sie gültigen Betriebsanweisungen. Einige Bereiche wie das Direktorium, die Apotheke oder die Hygienefachkraft haben alle Betriebsanweisungen erhalten.

Darüber hinaus konnten in diesem Ordner weitere Regelungen und Unterlagen zentral untergebracht werden, für die der Arbeitgeber Regelungsbedarf hatte.

Die Pflicht des Arbeitgebers, alle Arbeitnehmer, die beim Umgang mit Gefahrstoffen beschäftigt werden, anhand der Betriebsanweisung über alle auftretenden Gefahren sowie über die Schutzmaßnahmen einmal jährlich zu unterweisen, stellt an ihn ablauforganisatorisch hohe Anforderungen. Es muß sichergestellt werden, daß die Stationsleitungen und andere betriebliche Vorgesetzte diese regelmäßig durchführen. Zu diesem Zweck wurde ein spezielles Unterweisungsformular entwickelt, auf dem die Arbeitnehmer die Unterweisung mit Inhalt und Zeitpunkt durch ihre Unterschrift bestätigen. Hilfestellung zu den Unterweisungen kann der externe Dienst anbieten. Außerdem kann er bei Bedarf die betrieblichen Vorgesetzten z.B. im Rahmen von Pflegedienstbesprechungen informieren.

Übersicht

1) Dienstanweisung:
   - Umgang mit Arbeitsstoffen;
2) Betriebsanweisungen:
   - stoffspezifisch für den jeweiligen Bereich;
3) Unfallverhütungsvorschriften (UVV):
   - Merkblätter,
   - Informationen
     für den jeweiligen Bereich;
4) Hygieneplan;
5) Formulare zur Verwendung:
   - Anforderung: Arbeitsstoff – erstmaliger Einsatz,
   - Unterweisung: Anwesenheitsliste.

Eine weitere Forderung des Arbeitskreises „Gefahrstoffe" war die Entwicklung von Standards für alle Mitarbeiter des Krankenhauses bei der Auswahl und Anforderung eines neuen Arbeitsstoffes, der Bestellung eines Stoffes, dem Wareneingang und der Anlieferungskontrolle sowie der Lagerung der Gefahrstoffe und dem Umgang mit diesen Stoffen. Hierzu wurde eine Dienstanweisung erarbeitet, die vom Direktorium des Krankenhauses verabschiedet und unterschrieben wurde (s. Anhang F). Das Direktorium hat damit die Wichtigkeit der Bemühungen zur Umsetzung der Gefahrstoffverordnung deutlich sichtbar für alle Mitarbeiter unterstrichen.

Die Vorgehensweise bei der erstmaligen Bestellung eines Stoffes wurde durch ein Formular („Anforderung Arbeitsstoff – Erstmaliger Einsatz", s. Anhang G) geregelt, das von dem Anforderer ausgefüllt und unterschrieben werden muß. Danach wird dieses Formular zusammen mit dem entsprechenden Sicherheitsdatenblatt und ggf. weiterer Informationen zwecks Beurteilung an den Abteilungsleiter geschickt. Dieser kann bei Bedarf die Sicherheitsfachkraft und den Betriebsarzt hinzuziehen.

Es wurde festgelegt, daß die Bestellung eines Stoffes ausschließlich von der Wirtschaftsabteilung oder der Apotheke vorgenommen wird. Zur Auflage einer Bestellung wurde die uneingeschränkte Beifügung des aktuellen Sicherheitsdatenblattes. Das Sicherheitsdatenblatt erhält die Wirtschaftsabteilung bzw. die Apotheke als Besteller, eine Kopie der externe Dienst. Ziel dieser vorgeschriebenen Vorgehensweise war es, eine kontinuierliche Erfassung aller neuen Arbeitsstoffe und damit die Aktualität des Gefahrstoffkatasters zu gewährleisten.

Die Dienstanweisung des Direktoriums sowie die Formulare für die erstmalige Beschaffung von Arbeitsstoffen und die Unterweisung werden zusammen mit den Betriebsanweisungen in dem Ordner „Arbeitssicherheit und Gesundheitsschutz" gesammelt (s. obige Übersicht). Außerdem sind in diesem Ordner Informationen über Gefahrstoffthemen und wichtige Unfallverhütungsvorschriften zu finden. Auch der Hygieneplan des Krankenhauses ist im Ordner enthalten. Der Ordner wurde den Stations- und Bereichsleitern übergeben. Sie haben den Erhalt mit ihrer Unterschrift bestätigt. Jeder Ordner enthält ein Deckblatt mit dem Namen der Abteilung/des Bereiches sowie das Erstellungsdatum.

■ **Sicherheitsdatenblätter.** Auf Beschluß des Arbeitskreises „Gefahrstoffe" bewahrt der externe Dienst einen Ordner mit den aktuellen Sicherheitsdatenblättern bei sich auf, 2 weitere Ordner wurden in der Pforte und der Chirurgischen Ambulanz des Krankenhauses deponiert. Damit wird sichergestellt, daß die Daten des jeweiligen Arbeitsstoffes bei einem Unfall mit diesem Stoff direkt zugänglich sind und der diensthabende Arzt in der chirurgischen Ambulanz diese Informationen für die Behandlung des verletzten Mitarbeiters hinzuziehen kann. In einem Rundschreiben wurden alle Mitarbeiter des Krankenhauses darauf hingewiesen.

Bei der Bestellung der Arbeitsstoffe erscheint zukünftig folgender Text:

„Der vorstehende Auftrag wird unter der Bedingung erteilt, daß die Lieferung, Einstufung und Kennzeichnung der Stoffe der Gefahrstoffverordnung vom 26.10.1993, den Unfallverhütungsvorschriften und den Bestimmungen zum Schutz der Umwelt entsprechen.

Die Übermittlung des ausgefüllten und mit Datum versehenen Sicherheitsdatenblattes gemäß § 14 Gefahrstoffverordnung sowie der TRGS 220 ist Bestandteil der Erstlieferung. Sie verpflichten sich, unaufgefordert eine aktualisierte Fassung des Sicherheitsdatenblattes zu liefern, wenn sich der Inhalt des Datenblattes aufgrund neuer Erkenntnisse innerhalb von 12 Monaten nach der letzten Lieferung geändert hat.

Eine Regulierung der Rechnung erfolgt erst nach vollständiger Lieferung."

■ **Weiterführung der Arbeiten.** In den Treffen des Arbeitskreises „Gefahrstoffe", die über einen Zeitraum von ca. 3 Jahren regelmäßig stattfanden, konnten grundlegende Punkte bei der Umsetzung der Gefahrstoffverordnung erarbeitet werden. Als positiv konnte u. a. die Diskussion über die Reduzierung der Stoffe und der Ersatz von gefährlichen Stoffen durch ungefährlichere bewertet werden. Die weiteren Arbeiten wurden dann direkt mit den jeweiligen Bereichen besprochen. Es war nicht mehr notwendig, daß weitere regelmäßige Treffen des Arbeitskreises stattfanden. Der Aufwand konnte wesentlich reduziert werden, da Tätigkeiten klar definiert und organisatorische Regelungen getroffen wurden.

4 Wesentliche Ergebnisse der Umsetzung

Anhand von konkreten Beispielen und Zahlen soll die positive Umsetzung der Gefahrstoffverordnung insbesondere am Beispiel der gesunkenen Kosten dargestellt werden. Damit wird verdeutlicht, daß die häufig vorrangig als belastend angesehene Verpflichtung zur Umsetzung der Gefahrstoffverordnung sich durchaus positiv auswirken kann. Dabei stehen keine Einzelleistungen im Vordergrund, vielmehr ist durch die gute Zusammenarbeit ein solcher Erfolg möglich gewesen.

4.1 Bereichsübergreifende Ergebnisse

■ **Erfassung des Verbrauchs und der Kosten für Desinfektionsmittel.** Über die Apotheke wurde der Verbrauch und der jeweilige Warenwert in der Warengruppe „Desinfektionsmittel u. ä. Stoffe" bezogen auf alle Kostenstellen im Krankenhaus erfaßt. Die Auswertung bringt interessante Ergebnisse hervor (Abb. 6.6).

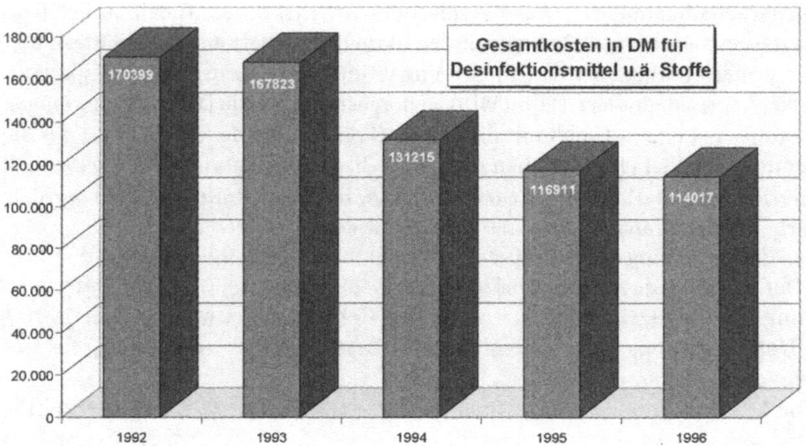

Abb. 6.6. Verlauf der Gesamtkosten für Desinfektionsmittel u.ä. Stoffe in den Jahren 1992 bis 1996

Hierbei zeigt sich eine Reduzierung der Kosten innerhalb von 5 Jahren um ca. 56.000 DM bzw. um ca. ein Drittel. Es wirken sich technische Maßnahmen, z. B. bei der Flächendesinfektionsdosierung, genauso positiv aus wie eine systematische Reduzierung der insgesamt eingesetzten Stoffe für eine Desinfektionsart.

In welchem Bereich der Desinfektionsmittel die größte Einsparung möglich war, zeigt Abb. 6.7. Allein die Kosten für die Gruppe Flächendesinfektionsmittel sind von 48.999 DM im Jahr 1992 auf 22.423 DM im Jahr 1996 gesunken. Ähnlich positiv ist die Reduzierung der Kosten bei der manuellen Instrumentendesinfektion von 55.896 DM im Jahr 1992 auf 25.052 DM im Jahr 1996.

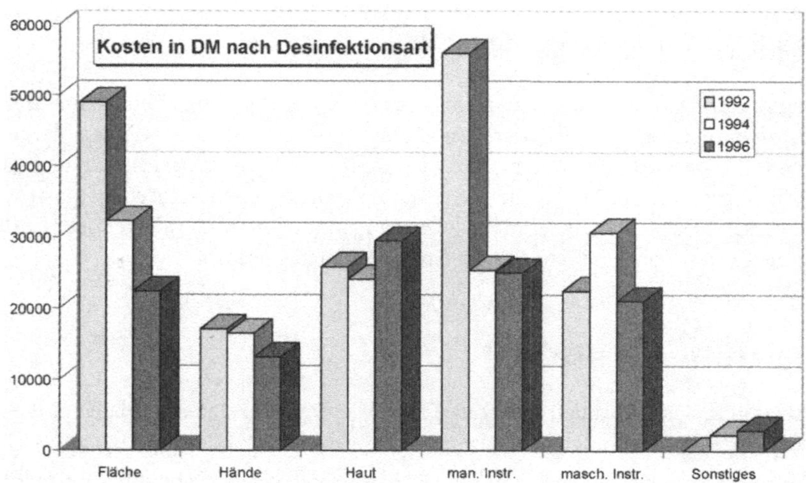

Abb. 6.7. Kosten für Desinfektionsmittel in den Jahren 1992, 1994 und 1996 nach Desinfektionsart

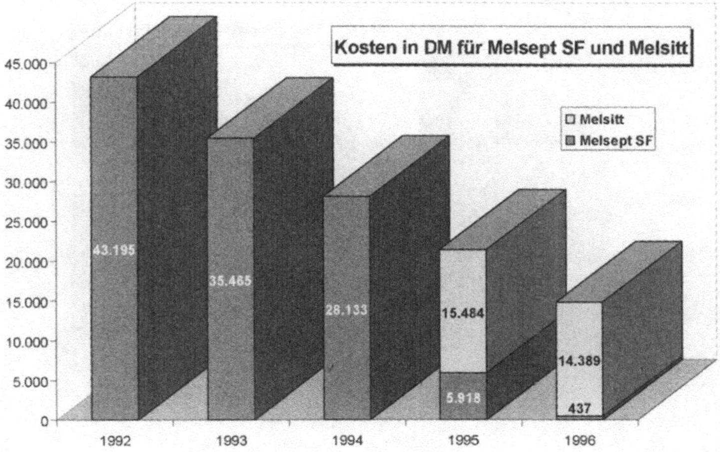

Abb. 6.8. Verlauf der Kosten für die Flächendesinfektionsmittel Melsept SF und Melsitt in den Jahren 1992 bis 1996

Technische Maßnahmen. Die Dosierung der Flächendesinfektionsmittel erfolgte in der Vergangenheit ohne technische Hilfsmittel. Das sog. „Schußprinzip“ führte zu Fehldosierungen. Im Laufe des Betrachtungszeitraumes wurden nach und nach alle Stationen bzw. Abteilungen mit stationären Dosiereinrichtungen für Flächendesinfektionsmittel ausgerüstet. Parallel dazu wurde der Stoff Melsept SF durch den Stoff Melsitt ersetzt. Die deutliche Reduzierung der Kosten wird in Abb. 6.8 veranschaulicht.

Hinsichtlich der Gefahrstoffverordnung sind beide Stoffe als gesundheitsschädlich und reizend eingestuft. Melsitt enthält zwar Formaldehyd, aufgrund der vorhandenen Forschungsergebnisse, der Wirkungsweise und der geringeren Dosierung des Desinfektionsmittels wurde der Einsatz von Seiten der Hygieneabteilung jedoch befürwortet.

Reduzierung. Der Einsatz einiger Stoffe, die als gefährlich eingestuft bzw. kritisch bewertet wurden, ist entscheidend reduziert worden.

Der Verbrauch von Betaisodona als Hautdesinfektionsmittel, das als gesundheitsschädlich (Xn) und umweltgefährdend (N) eingestuft wird, konnte deutlich gesenkt werden. Statt dessen wird verstärkt Braunol 2000 benutzt, das nach GefStoffV nicht als gefährdend klassifiziert wird. Abbildung 6.9 zeigt die Umkehr der anteiligen Kosten.

Äther, Isopropanol 70% und 30% kommen ebenfalls erheblich seltener zum Einsatz, weil auch für ihre Einsatzgebiete andere, weniger gefährdende Arbeitsstoffe zur Verfügung stehen. Insbesondere bei Isopropanol 70% ist der Verbrauch drastisch von 719 l im Jahr 1994 auf 126 l im Jahr 1996 gesunken. Der gesunkenen Verbrauch dieser 3 Stoffe ist in Abb. 6.10 dargestellt. Ein Grund für die drastische Reduzierung ist der Verzicht auf die Verwendung des Alkohols für Kühlumschläge. Jetzt werden wiederverwendbare Cold packs eingesetzt.

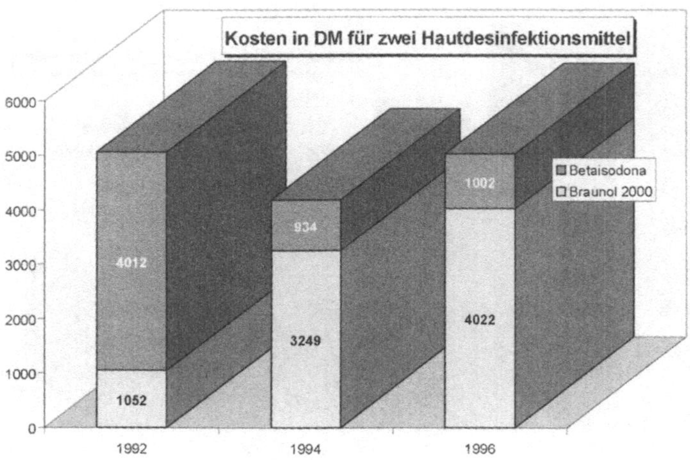

Abb. 6.9. Vergleich der Kosten von zwei Hautdesinfektionsmitteln in den Jahren 1992, 1994 und 1996

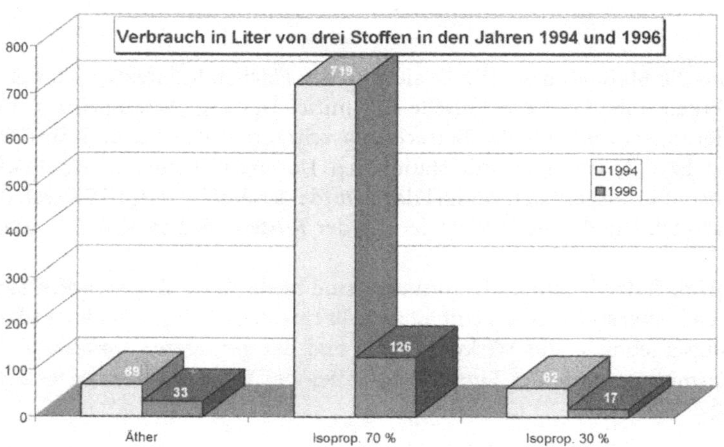

Abb. 6.10. Vergleich des Verbrauches von Äther, Isopropanol 70% und Isopropanol 30% in den Jahren 1994 und 1996

■ **Ersatzstoffe.** In einigen Bereichen konnten Stoffe, die ein hohes Gefahrenpotential aufweisen, durch solche mit weniger Gefahren ersetzt werden. So befand sich auf jeder Station ein Gefäß mit 500 ml Aceton zum Entfernen von Nagellack. Diese große Menge war nicht erforderlich und konnte durch kleine 125 ml-Gebinde Nagellackreiniger ersetzt werden.

■ **Neue Stoffe.** Die Bewertung eines neuen Stoffes vor seiner endgültigen Einführung im Krankenhaus mit Hilfe des Formulars „Anforderung Arbeitsstoff – Erstmaliger Einsatz" und des beigefügten Sicherheitsdatenblattes durch Einbeziehung der Sicherheitsfachkraft und des Betriebsarztes hat sich bewährt.

4.2 Bereichsbezogene Ergebnisse

4.2.1 Vermeidung von Arbeitsstoffen – Reduzierung der Stoffvielfalt

Wie bereits dargestellt, wurde in dem Krankenhaus zu Beginn der Umsetzungsmaßnahmen im Jahr 1992 eine Anzahl von 225 Stoffen anhand der im Haus vorhandenen Sicherheitsdatenblätter und weiteren Informationen erfaßt. Bei einer konkreten Überprüfung der einzelnen Bereiche auf tatsächlich eingesetzte Stoffe reduzierte sich die Liste auf 189 Stoffe. Der Bereich „Labor" wurde aufgrund personeller und baulicher Änderungen zunächst nicht berücksichtigt. Für diesen Bereich wird eine gesonderte Erhebung durchgeführt, die noch nicht abgeschlossen ist. Abbildung 6.11 zeigt eine Übersicht, wobei die gestiegene Anzahl an Stoffen der Technischen Abteilung darin begründet liegt, daß während der Ermittlung Stoffe in das Gefahrstoffkataster aufgenommen worden sind, deren tatsächliche Verwendung aber bisher nicht geklärt werden konnte.

Seitdem war eine erhebliche Reduzierung der im Einsatz befindlichen Stoffe möglich. Dabei hat sich v. a. die Vielfalt der von der Apotheke ausgegebenen Arbeitsstoffe verringert. So wurden allein 5 verschiedene Stoffe, die alle als Instrumentendesinfektionsmittel Verwendung finden, nicht mehr eingesetzt. Auch bei der maschinellen Instrumentendesinfektion wurden 4 einzelne Stoffe durch einen Stoff ersetzt. Hiermit ist auch ein reduzierter Verwaltungsaufwand verbunden, der sich letztendlich auch kostengünstig auswirkt.

Nur in einigen Bereichen ist die Notwendigkeit des Einsatzes bestimmter zusätzlicher Arbeitsstoffe gegeben, z. B. von Hexaquart S als Flächendesinfektionsmittel auf den gynäkologischen Stationen.

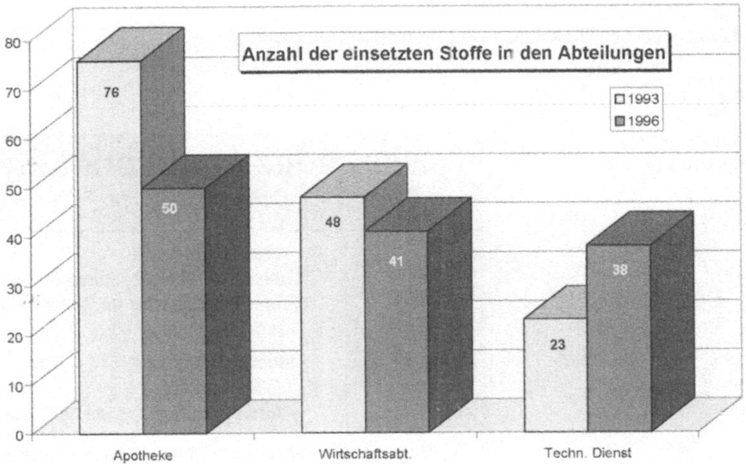

Abb. 6.11. Vergleich der Anzahl der von den einzelnen Bereichen des Krankenhauses eingekauften Arbeitsstoffe

4.2.2
Eigenherstellung in der Apotheke

Durch die eigene Abfüllung bestimmter Stoffe in der hauseigenen Apotheke sind ebenfalls Kosten einzusparen. Hierfür dient das Beispiel „Händedesinfektionslösung". Alternativ wird in einigen wenigen Bereichen weiter Sterillium eingesetzt. Die Kosten sind in Abb. 6.12 dargestellt.

Für die entsprechend der Gefahrstoffverordnung erforderliche Kennzeichnung der in der hauseigenen Apotheke hergestellten bzw. abgefüllten Gebinde wurden neue, farbige Etiketten erstellt (Abb. 6.13). Für alle Stoffe wurde diese einheitliche und übersichtliche Form der Kennzeichnung gewählt. Verwechselungen werden damit vermieden.

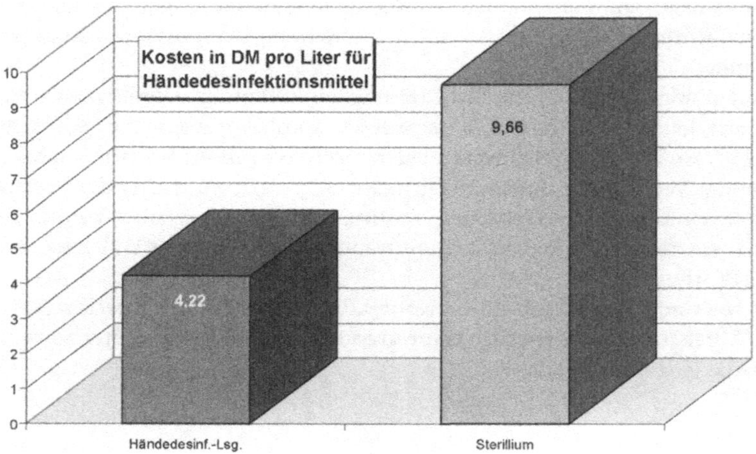

Abb. 6.12. Vergleich der Kosten für zwei Händedesinfektionsmittel

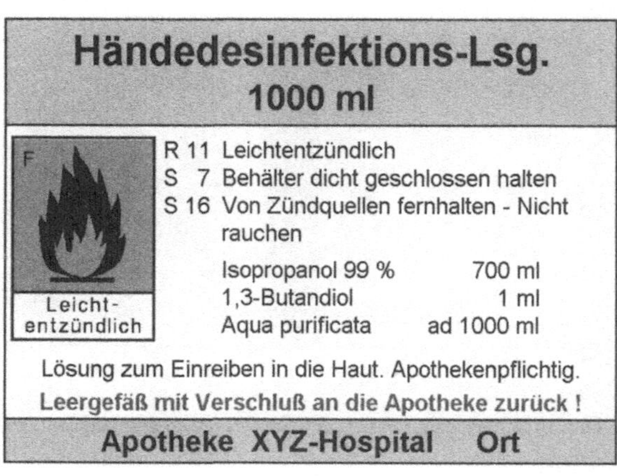

Abb. 6.13. Etikett für Händeinfektionslösung

4.2.3 Dialyse

Wesentliche Änderungen haben sich im Bereich der Dialyse des Krankenhauses ergeben. Die Dialysemaschinen wurden vor Beginn der Umsetzungsmaßnahmen täglich außer an einem Tag mit Puristeril 340 desinfiziert. An dem einen Tag wurde die Desinfektion mit Sporotal 100 vorgenommen.

Puristeril ist eine ätzende Flüssigkeit, gesundheitsschädlich beim Verschlucken sowie beim Erwärmen explosionsfähig. Sporotal 100 reizt die Augen und die Haut und entwickelt mit Säuren giftige Gase. Beim Zusammentreffen kleinster Mengen dieser beiden Stoffe kann es zu heftigen Reaktionen kommen. Als Ersatzmittel mit geringerem Gefahrenpotential kann Citrosteril für die Desinfektion der Dialysemaschinen eingesetzt werden. Citrosteril ist ein umweltfreundliches Desinfektionsmittel auf Basis von Zitronensäure, Apfelsäure und Milchsäure. Der Stoff ist nicht ätzend und geruchlos.

Ein Einsatz von Citrosteril erforderte jedoch eine Umrüstung der Maschinen und die Anschaffung einer Füllstation mit Dosiereinheit. Bei den vorhandenen Maschinen war die Umrüstung zu aufwendig und zu kostenintensiv und wurde daher nicht vorgenommen. Im Laufe der Zeit wurden nach und nach neue Maschinen als Ersatz für die alten eingesetzt. Bei ihnen ist eine Heißdesinfektion mit Citrosteril möglich und wird auch ausschließlich durchgeführt. Daher ist der Verbrauch von Puristeril erheblich zurückgegangen.

Der Stoff Sporotal 100 wird z. Z. nur noch in sehr geringem Maße bei speziellen Eiweißverschmutzungen eingesetzt.

Sowohl für Sporotal 100 als auch für Puristeril 340 sind Betriebsanweisungen erstellt und die Mitarbeiter im Umgang mit diesen Stoffen unterwiesen worden.

4.2.4 Fremdfirmen

Nicht nur das eigene Personal verwendet gefährliche Arbeitsstoffe, sondern auch Fremdfirmen, z. B. externe Reinigungskräfte, haben Stoffe im Einsatz, die bei unsachgemäßem Umgang Gefahren hervorrufen können. Es ist daher besonders wichtig, daß die von diesen Firmen eingesetzten Stoffe im Gefahrstoffkataster des Krankenhauses enthalten sind und gültige Sicherheitsdatenblätter existieren. Die Leitung der Fremdfirmen muß aufgefordert werden, Betriebsanweisungen zu erstellen und ihre Mitarbeiter zu unterweisen.

Die Krankenhausleitung hat in Zusammenarbeit mit dem externen Berater diese Forderungen umgesetzt. Auch hier ergeben sich immer wieder neue Aufgaben, da z. B. der Wechsel der Reinigungsfirma auch eine Umstellung der bisher verwendeten Stoffe auf neue beinhaltet.

5 Bilanz

5.1 Einsatz von Stoffen

Eine Umstellung eines in vielen Bereichen des Krankenhauses vorhandenen Stoffes auf ein neues Produkt ist oft mit Schwierigkeiten verbunden, da bei der großen Anzahl an Mitarbeitern, die mit dem neuen Stoff arbeiten müssen, eine generelle Ablehnung oder tatsächliche Probleme, wie Hautunverträglichkeit, entstehen können. Hier ist eine umfangreiche Aufklärung der Mitarbeiter vor Einführung des Stoffes und eine ausreichende Testphase erforderlich. Beide Maßnahmen werden in dem Krankenhaus konsequent umgesetzt.

Bei der Einführung neuer Stoffe kann nicht immer die Möglichkeit der Reduzierung von Gesundheitsgefährdungen berücksichtigt werden, da auch andere Aspekte in die Bewertung eines Stoffes einfließen. Es kann z. B. ein neuer Stoff in eine hohe Gefährdungskategorie eingeordnet sein, er wird aber von Seiten der Hygieneabteilung als besonders gut erachtet.

5.2 Unterweisungen

Unterweisungen im Umgang mit Gefahrstoffen sind auf jeder Station und in jeder Abteilung erfolgt, in einigen Fällen hat der überbetriebliche sicherheitstechnische Dienst auf Anforderung der Stations/Bereichsleitung die Unterweisung durchgeführt. Besonders die Pflegekräfte auf den Stationen sprechen dieses Thema wiederholt bei der Übergabe an. Hier muß jedoch auch in Zukunft verstärkt darauf geachtet werden, daß jede Unterweisung schriftlich festgehalten wird. Nur so ist der Unterweisungspflicht des Vorgesetzten Genüge getan.

Bei einigen Personengruppen, z. B. der der Ärzte, ist es schwer, eine Möglichkeit zu finden, sie auf die Pflicht zur Durchführung von Unterweisungen hinzuweisen. Im Gegensatz zum Pflegepersonal, das in Stationsleitungssitzungen den externen Beratern regelmäßig Vorträge und Diskussionen zu diesem und anderen Themen ermöglicht, existiert ein solches Gremium in der Ärzteschaft nicht.

5.3 Aufwand der Beratung

Zu Beginn der Umsetzung war der Beratungsaufwand relativ hoch. Es stellte sich heraus, daß nicht nur auf vorhandene Unterlagen, z. B. Sicherheitsdatenblätter, zurückgegriffen werden konnte. Vor Ort mußte in den Bereichen eine konsequente Erfassung aller Stoffe vorgenommen werden. Gespräche mit den Beteiligten brachten wertvolle Hinweise, z. B. im Hinblick auf die wirkliche Notwendigkeit des Einsatzes der Stoffe und die Bevorratung bestimmter Stoffe aus Gewohnheit. Auch ist die Verwendung einiger Stoffe historisch gewachsen. Es wurden eigenhändig Stoffe bestellt und in der jeweiligen vorgehalten, ohne daß eine zentrale Bestellung und Prüfung der tatsächlichen Gefährdung stattgefunden hatte. Teilweise wurde mehrere Stoffe für den gleichen Einsatzzweck beschafft und auf den Stationen vorgehalten.

Die Beschaffung aktueller Sicherheitsdatenblätter und weiterer Informationen nahm einen weiteren Schwerpunkt der Tätigkeit ein. Positiv wurde vom Direktorium des Hauses die Umsetzung des Ordners „Arbeitssicherheit und Gesundheitsschutz" unterstützt, dessen Einführung im Jahr 1995 erfolgte.

Seit dieser Zeit ist der zeitliche Aufwand der externen Beratung zurückgegangen. Nach wie vor werden neue Stoffe geprüft und eingeführt. Dabei sind ggf. neue Betriebsanweisungen zu erstellen und das Gefahrstoffkataster ist zu aktualisieren.

Insgesamt war die Reduzierung der Kosten für Desinfektionsmittel höher als der Aufwand für die externe Beratung.

6 Zusammenfassung

Neben der Erfüllung der gesetzlichen Vorgaben und der damit verbundenen Rechtssicherheit für die Verantwortlichen bringt die konsequente Umsetzung der Gefahrstoffverordnung eine Reduzierung der Kosten für eingesetzte Stoffe sowie eine Reduzierung der Gefahrstoffe mit sich. Das Gefährdungsrisiko wird vermindert, die potentiellen Unfall- und Gesundheitsgefahren verringern sich und die Motivation der Mitarbeiter kann deutlich gesteigert werden.

Positiv kann vermerkt werden, daß im vorliegenden Beispiel durch die Verantwortlichen des Krankenhauses die Aktionen jederzeit unterstützt wurden und die Mitarbeiter aktiv an der Umsetzung von Maßnahmen mitgearbeitet haben und somit eine erfolgreiche Umsetzung ermöglicht haben. Sinnvoll ist eine Verknüpfung der Beratung mit der gleichzeitigen Vergabe der Aufgaben nach dem Arbeitssicherheitsgesetz. Hierfür spricht die Vermeidung von Doppelarbeit, bessere Kontakte zu den Mitarbeitern und genauere Ortskenntnisse. Die Aufgaben müssen allerdings klar abgegrenzt sein.

Externe Berater geben Vorschläge für Maßnahmen, die von den Mitarbeitern des Hauses umzusetzen sind. Durch die Einbeziehung der Mitarbeiter wird eine hohe Akzeptanz erreicht und die Maßnahmen können auf lange Zeit Erfolge erzielen.

Literatur

Gesetz zum Schutz vor gefährlichen Stoffen – Chemikaliengesetz (ChemG) und seine Rechtsverordnungen in der Fassung vom 25.07.1994 (BGBl. I S. 1703)

Verordnung zum Schutz vor gefährlichen Stoffen (Gefahrstoffverordnung – GefStoffV) vom 28.10.1993 BGBl. I. S. 1782, S. 2049, zuletzt geändert durch Artikel 2 der Verordnung vom 15.04.97 (BGBl. I S. 782)

Genehmigungsbedürftige und nichtgenehmigungsbedürftige Anlagen im Gesundheitswesen

D. Waschinski

Inhaltsverzeichnis

1
Einleitung

Zur Bereitstellung des Wärmebedarfes in Krankenhäusern und Altenheimen werden Feuerungsanlagen eingesetzt, die mit festen, flüssigen oder gasförmigen Brennstoffen (z. B. Öl, Erdgas, Kohle) betrieben werden. Je nach Höhe der Feuerwärmeleistung und dem eingesetzten Brennstoff sind diese Anlagen aufgrund ihrer Immissionen nach dem Bundes-Immissionsschutzgesetz (BImSchG) genehmigungsbedürftig bzw. nichtgenehmigungsbedürftig.

Immer mehr Krankenhäuser entscheiden sich für die Eigenstromerzeugung durch den Einsatz von Kraft-Wärme-Kopplungsanlagen auf Basis von Gasmotoren oder Gasturbinen. Diese sog. Blockheizkraftwerke stellen ein Instrument zur rationellen Energieverwendung dar. Blockheizkraftwerke mit Gasmotoren können gegenüber der getrennten Erzeugung von Strom und Wärme bis zu 40% Primärenergie einsparen. Ein weiterer Vorteil ist die Bereitstellung von Klimakälte mit Hilfe des Einsatzes von Absorptionsanlagen. Während Blockheizkraftwerke auf Gasturbinenbasis grundsätzlich der Genehmigungspflicht nach BImSchG unterliegen, sind die mit einer Verbrennungsmotoranlage nur dann genehmigungsbedürftig, wenn die Feuerungsleistung >1 MW beträgt. Kleinere Anlagen sind nichtgenehmigungsbedürftige Anlagen im Sinne des BImSchG.

Je nach genehmigungsbedürftiger oder nichtgenehmigungsbedürftiger Feuerungsanlage oder Kraft-Wärme-Kopplungsanlage ergeben sich unterschiedliche Anforderungen und Pflichten. Daher werden im folgenden die Bedeutung des BImSchG sowie die einzelnen unterschiedlichen Anforderungen und Pflichten, die an den Betreiber dieser Anlagen gestellt werden, beschrieben. Darüber hinaus sind die Inhalte eines Genehmigungsantrages und die dazu erforderlichen bereitzustellenden Unterlagen ausführlich dargestellt.

Grundsätzlich sollte sich jeder Betreiber vor Antragstellung frühstmöglich mit der zuständigen Behörde (z. B. Amt für Umweltschutz) in Verbindung setzen, um Punkte wie z. B. welche weiteren Verfahren zusätzlich zum BImSchG erforderlich sind, welche Nachweise verlangt werden, welche Formulare und Antragsunterlagen bereitgestellt oder, ob Sachverständige einbezogen werden müssen, zu klären.

2
Bundes-Immissionsschutzgesetz

Das Bundes-Immissionsschutzgesetz (BImSchG) dient dazu, die Allgemeinheit und die Nachbarschaft vor schädlichen Umwelteinwirkungen (Immissionen) zu schützen und der Entstehung von Immissionen vorzubeugen. Neben dem Umweltrecht sind darüber hinaus auch andere öffentlich-rechtliche Vorschriften von Bedeutung. Zu nennen sind in diesem Zusammenhang Vorschriften im Hinblick auf den Arbeits- und Gesundheitsschutz, den Feuer- und Gefahrenschutz sowie auch die städtebauliche Planung, das Baurecht, eine Eignungsfeststellung nach Wasserrecht (Wasserhaushalts-Gesetz WHG) sowie die Abfallverwertung und -entsorgung nach dem Kreislaufwirtschafts- und Abfallgesetz (Krw/AbfG).

Das BImSchG unterscheidet zwischen genehmigungsbedürftigen (§ 4 BImSchG) und nichtgenehmigungsbedürftigen (§ 22 BImSchG) Anlagen. Ob Anlagen einer Genehmigungspflicht unterliegen, ist in der 4. Bundesimmissionsschutz-Verordnung (4. BImSchV) – Verordnung über genehmigungspflichtige Anlagen geregelt, in deren Anhang die verschiedenen Anlagen nach Branchen sortiert aufgelistet sind. Alle hier nichtaufgeführten Anlagen bedürfen keiner Genehmigung.

Konkretisiert werden die im BImSchG definierten Anforderungen durch Verordnungen, den sog. Bundesimmissionsschutz-Verordnungen (BImSchV). Zur Zeit gibt es 26 Verordnungen (s. unten).

Für Krankenhäuser sind v. a. Feuerungsanlagen mit dem Einsatz von festen, flüssigen oder gasförmigen Brennstoffen von Bedeutung. Die Genehmigungspflicht hängt von der Feuerungswärmeleistung und dem eingesetzten Brennstoff der Anlagen ab. Die Anlagen sind im Anhang der 4. BImSchV unter Punkt 1 „Wärmeerzeugung, Bergbau, Energie" aufgelistet. Besonders zu beachten ist hierbei, daß Anlagen, die aufgrund einer geringeren Feuerwärmeleistung nicht unter die Genehmigungspflicht nach § 4 BImSchG fallen, der 1. BImSchV – Verordnung über Kleinfeuerungsanlagen – unterliegen.

Übersicht

Rechtsverordnungen des BImSchG

1. BImSchV: Verordnung über Kleinfeuerungsanlagen;
2. BImSchV: Verordnung zur Emissionsbegrenzung von leichtflüchtigen Halogenwasserstoffen;
3. BImSchV: Verordnung über Schwefelgehalt von leichtem Heizöl und Dieselkraftstoff;
4. BImSchV: Verordnung über genehmigungsbedürftige Anlagen;
5. BImSchV: Verordnung über Immissionsschutz- und Störfallbeauftragte;
7. BImSchV: Verordnung zur Auswurfbegrenzung von Holzstaub;
8. BImSchV: Rasenmäherlärmverordnung;
9. BImSchV: Verordnung über das Genehmigungsverfahren;
10. BImSchV: Verordnung über die Beschaffenheit und die Auszeichnung der Qualitäten von Kraftstoffen;
11. BImSchV: Emissionserklärungsverordnung;
12. BImSchV: Störfallverordnung;
13. BImSchV: Verordnung über Großfeuerungsanlagen;
14. BImSchV: Verordnung über Anlagen der Landesverteidigung;
15. BImSchV: Baumaschinenlärmverordnung;
16. BImSchV: Verkehrslärmschutzverordnung;
17. BImSchV: Verordnung über Verbrennungsanlagen für Abfälle und ähnliche brennbare Stoffe;
18. BImSchV: Sportanlagenlärmschutzverordnung;
19. BImSchV: Verordnung über Chlor- und Bromverbindungen als Kraftstoffzusatz;
20. BImSchV: Verordnung zur Begrenzung der Kohlenwasserstoffemissionen beim Umfüllen und Lagern von Ottokraftstoffen;
21. BImSchV: Verordnung zur Begrenzung von Kohlenwasserstoffemissionen bei der Betankung von Kraftfahrzeugen;
22. BImSchV: Verordnung über Immissionswerte;
23. BImSchV: Verordnung über die Festlegung von Konzentrationswerten;
24. BImSchV: Verkehrswege-Schallschutzmaßnahmen-Verordnung;
25. BImSchV: Verordnung zur Begrenzung von Emissionen aus der Titandioxidindustrie;
26. BImSchV: Verordnung über elektromagnetische Felder;

Verordnung über Anlagen zur Feuerbestattung,
Verordnung über die Entsorgung gebrauchter halogenierter Lösemittel,
Altölverordnung.

Nachfolgend werden die Anforderungen an genehmigungspflichtige und nichtgenehmigungspflichtige Anlagen, die Rechte und Pflichten der Betreiber ausführlicher dargestellt.

2.1 Genehmigungsbedürftige Anlagen

Genehmigungsbedürftig nach BImSchG sind die Anlagen, die gewerblichen Zwecken dienen oder in wirtschaftlichen Unternehmungen Verwendung finden und Gefahren, erhebliche Belästigungen oder Nachteile hervorrufen.

2.1.1 Pflichten des Betreibers

In § 5 BImSchG sind die Pflichten für den Betreiber festgelegt, die über den gesamten Zeitraum des Betriebs einer Anlage zu beachten sind. Zu den Pflichten zählen die folgenden 4 Grundsätze:

■ **1. Immissionsbegrenzung.** Die Anlage ist so zu errichten, daß schädliche Umwelteinwirkungen und sonstige Gefahren sowie erhebliche Nachteile und Belästigungen für die Allgemeinheit vermieden werden. Dabei besteht für die Betreiber die Pflicht des vorbeugenden Immissionsschutzes. Es soll nicht nur auf eingetretene und konkrete Gefahren reagiert werden, sondern der Betreiber soll durch vorbeugende Maßnahmen, mögliche abzusehende Gefahren von vornherein ausschließen. Neben dem Normalbetrieb einer Anlage sind darüber hinaus auch Betriebsstörungen (z. B. Ausfall von Sicherheitseinrichtungen) oder durch äußeren Einfluß hervorgerufene Störungen (z. B. Brände) zu berücksichtigen. Zu den schädlichen Umwelteinwirkungen zählen hauptsächlich (s. auch § 3 Abs. 2 BImSchG)

- Luftverunreinigungen,
- Geräusche,
- Erschütterungen,
- Licht,
- Wärme,
- Strahlen,
- Gerüche und
- elektromagnetische Felder.

■ **2. Emissionsbegrenzung.** Der Betreiber ist verpflichtet, Vorsorge gegen schädliche Umwelteinwirkungen unter Berücksichtigung des Standes der Technik[1] zu treffen. Stehen mehrere technische Möglichkeiten zur Verfügung, die schädliche Umwelteinwirkungen vermeiden bzw. reduzieren können, so ist die Möglichkeit zu wählen, die nach dem neuesten Stand der Erkenntnisse besonders effektiv ist.

■ **3. Reststoffvermeidung.** Durch die Pflicht der Reststoffvermeidung soll sichergestellt werden, daß der Anfall von Reststoffen beim Betrieb der Anlagen, auch wenn die-

[1] Der Entwicklungsstand fortschrittlicher Verfahren, Einrichtungen oder Betriebsweisen.

se anderweitig verwertbar sein könnten, vermieden wird. In Verbindung mit diesem Grundsatz ist auf das Kreislaufwirtschafts- und Abfallgesetz (Krw/AbfG) zu verweisen, daß ab 01.10.1996 in Kraft getreten ist.

■ **4. Abwärmenutzung.** Da Abwärmeverluste zu einem höheren Verbrauch der Primärenergie und damit zu einer höheren Umweltbelastung führt, ist der Betreiber dazu verpflichtet, die entstehende Wärme zu nutzen. Dabei ist jedoch darauf zu achten, daß diese Nutzung mit den anderen Grundsätzen der Immissions- und Emissionsbegrenzung sowie der Abfallvermeidung in Einklang steht.

Verpflichtungen des Betreibers bestehen jedoch nicht nur während der Errichtung und des Betriebes einer Anlage. Er hat dafür Sorge zu tragen, daß durch auf dem Betriebsgelände lagernde Erzeugnisse, Einsatz- und/oder Reststoffe sowie Bodenverunreinigungen durch die Einstellung des Betriebes keine Gefährdungen auftreten. So hat der Betreiber nach einer Betriebseinstellung zu gewährleisten, daß

- keine schädlichen Umwelteinwirkungen und sonstigen Gefahren sowie erhebliche Nachteile und Belästigungen für die Allgemeinheit entstehen,
- alle Reststoffe gefahrlos verwertet oder beseitigt werden.

Die Außerbetriebnahme einer Anlage ist unter Angabe des Zeitpunktes der Betriebseinstellung der zuständigen Behörde bekanntzugeben. Diese Pflicht ergibt sich aus § 16 BImSchG (s. auch Abschn. 2.2.2).

2.1.2 Anforderungen an genehmigungsbedürftige Anlagen

In § 7 BImSchG Absatz 1 sind die Anforderungen an genehmigungsbedürftige Anlagen festgeschrieben, die durch Rechtsverordnungen konkretisiert werden. Diese Anforderungen ergeben sich aus den Pflichten des Betreibers, die in § 5 BImSchG festgesetzt sind. Es ist folgendes zu beachten:

- die Anlagen müssen bestimmten technischen Anforderungen entsprechen,
- die von den Anlagen ausgehenden Emissionen dürfen bestimmte Grenzwerte nicht überschreiten,
- vom Betreiber müssen Messungen der Emissionen und Immissionen nach bestimmten Verfahren durchgeführt werden.

Die hier beschriebenen technischen Anforderungen, Grenzwerte und Meßverfahren sind aus entsprechenden geltenden Regelwerken sowie Normen (EN, DIN, ISO) und Richtlinien (z. B. VDI-Richtlinien) für die jeweilige Anlage zu entnehmen.

Handelt es sich bei der zu errichtenden und in Betrieb zu nehmenden Anlage um überwachungsbedürftige Anlagen nach § 11 Gerätesicherheitsgesetz (GSG, z. B. Dampfkessel, Aufzugsanlagen etc.), so ist der Betreiber verpflichtet, entsprechende sicherheitstechnische Prüfungen durchzuführen. Ob es sich um eine überwachungspflichtige Anlage im Sinne des GSG handelt, ist § 2, Absatz 2a GSG definiert.

Sind sicherheitstechnische Prüfungen nach § 11 GSG nicht vorgeschrieben, d. h. handelt es sich um keine überwachungsbedürftige Anlage, so kann die zuständige Behörde bestimmte sicherheitstechnische Prüfungen sowie bestimmte Prüfungen sicherheitstechnischer Unterlagen verlangen. Dies erfolgt i. d. R. durch einen Sachverständigen, der sowohl der Störfallbeauftragte (§ 58 a BImSchG – Bestellung eines Störfallbeauftragten) als auch ein Sachverständiger nach § 14 GSG oder ein bestellter Sachverständiger nach § 36 Abs. 1 der Gewerbeordnung mit besonderer Sachkunde im Bereich sicherheitstechnischer Prüfungen sein kann.

Die sicherheitstechnischen Prüfungen sowie die Prüfung sicherheitstechnischer Unterlagen sind laut § 7 Abs. 1, Nr. 4 BImSchG

- während der Errichtung oder vor der Inbetriebnahme der Anlage,
- nach deren Inbetriebnahme,
- nach einer Änderung (§15 oder § 16 BImSchG),
- in regelmäßigen Abständen,
- bei oder nach einer Betriebseinstellung

durchzuführen.

2.1.3 Bestandschutz

Genehmigte Anlagen unterliegen einem beschränkten Bestandschutz. Das heißt, daß nachträgliche Anordnungen von der Genehmigungsbehörde nur dann getroffen werden können, wenn nach Erteilung der Genehmigung festgestellt wird, daß „die Allgemeinheit oder die Nachbarschaft nicht ausreichend vor schädlichen Umwelteinwirkungen oder sonstigen Gefahren, erheblichen Nachteilen oder erheblichen Belästigungen geschützt ist“ (§ 17 BImSchG).

Bestandschutz wird sowohl vom BImSchG als auch durch das Grundgesetz (Art. 14) gewährt. Eine Anlage kann u. U. auch dann weiter betrieben werden, wenn diese nach dem geänderten Recht nicht mehr oder nicht in der bisherigen Art und Weise betrieben werden darf. Bestandschutz wird auch ebenfalls bei Reparatur- und Instandhaltungsmaßnahmen gewährt.

Jedoch ist der Inhaber der genehmigten Anlage nach § 5 BImSchG verpflichtet, die Anlage zu ändern, wenn diese § 5 nicht mehr entspricht. Das heißt, eine Änderung der Anlage wird dann notwendig, wenn z. B. die Vorkehrungen zur Begrenzung der Emission nicht mehr dem Stand der Technik entspricht.

§ 7 Abs. 2 BImSchG legt fest, daß durch Rechtsverordnungen geregelt werden kann, daß Altanlagen im Hinblick auf die Vorsorge gegen schädliche Umwelteinwirkungen den Anforderungen für Neuanlagen entsprechen müssen. Dabei kann es sich auch um Anlagen handeln, an die durch eine frühere Genehmigung geringere Anforderungen gestellt wurden. Durch entsprechende Übergangsvorschriften werden die Art, Menge und Gefährlichkeit der von der Anlage ausgehenden Emissionen sowie die Nutzungsdauer und technischen Besonderheiten berücksichtigt. Durch diese Übergangsvorschriften wird dem Betreiber ermöglicht, die Modernisierung der Anlage schrittweise durchzuführen. Es ist jedoch zu beachten, daß alle anderen Bestimmungen, die in der Genehmigung festgeschrieben sind, weiter einzuhalten sind. Durch die Rechtsverordnungen werden diese nicht aufgehoben.

2.2
Änderung genehmigungsbedürftiger Anlagen

Die Änderung des BImSchG am 14.10.1996 hat die Beschleunigung und die Vereinfachung der immissionsschutzrechtlichen Genehmigungsverfahren zum Ziel. Dabei wurden neue Regelungen zur Änderung genehmigungsbedürftiger Anlagen definiert. Unterschieden wird zwischen einer Änderung und einer wesentlichen Änderung genehmigungspflichtiger Anlagen. So muß eine einfache Änderung der Anlage der zuständigen Behörde angezeigt bzw. mitgeteilt werden (§ 15 BImSchG), während die wesentliche Änderung ein Genehmigungsverfahren zur Folge hat (§ 16 BImSchG). Abbildung 7.1 zeigt das jetzt notwendige Verfahren bei Änderung einer genehmigungspflichtigen Anlage.

2.2.1
Änderung genehmigungsbedürftiger Anlagen (§ 15 BImSchG)

Mindestens einen Monat vor Änderung der Lage, der Beschaffenheit oder des Betriebs einer genehmigungsbedürftigen Anlage muß die Änderung der zuständigen Behörde schriftlich angezeigt werden. Von der Behörde wird dann geprüft, ob die Änderung genehmigungsbedürftig ist und somit § 16 BImSchG zur Anwendung kommt (s. Abschn. 2.2.2). Unter Änderungen von Anlagen ist auch die Anpassung an den Stand der Technik sowie Änderungen aufgrund von wirtschaftlichen Notwendigkeiten zu verstehen (Schmatz u. Nöthlichs 1997).

Anzeigebedürftige Änderungen sind z. B.

- Änderungen mit nachteiligen Auswirkungen,
- Ersatz oder Austausch einer genehmigten Anlage,
- Änderungen, die zu einer Verbesserung der Immissionslage oder des Gefahrenschutzes führen.

In gleichem Maße ist die Stillegung einer Anlage der zuständigen Behörde anzuzeigen.

Aus den eingereichten Unterlagen der Anzeige muß hervorgehen, welche Anlagen bzw. Anlagenteile geändert werden und welche Auswirkungen sich daraus ergeben. Die Änderung der Anlage darf dann vorgenommen werden, wenn die zuständige Behörde dem Unternehmen mitgeteilt hat, daß keine Genehmigung notwendig ist oder wenn sich innerhalb der Monatsfrist, die Behörde zu der Anzeige nicht geäußert hat.

2.2.2
Wesentliche Änderung einer genehmigungsbedürftigen Anlage (§ 16 BImSchG)

Werden durch die Änderung nachteilige Auswirkungen hervorgerufen und ist nicht sichergestellt, daß die sich aus § 5 und § 7 BImSchG ergebenden Pflichten und Anforderungen eingehalten werden, ist eine Genehmigung erforderlich. Eine Genehmigung ist nur dann nicht erforderlich, wenn die nachteiligen Auswirkungen durch die Änderung gering sind (s. Abschn. 2.2.1).

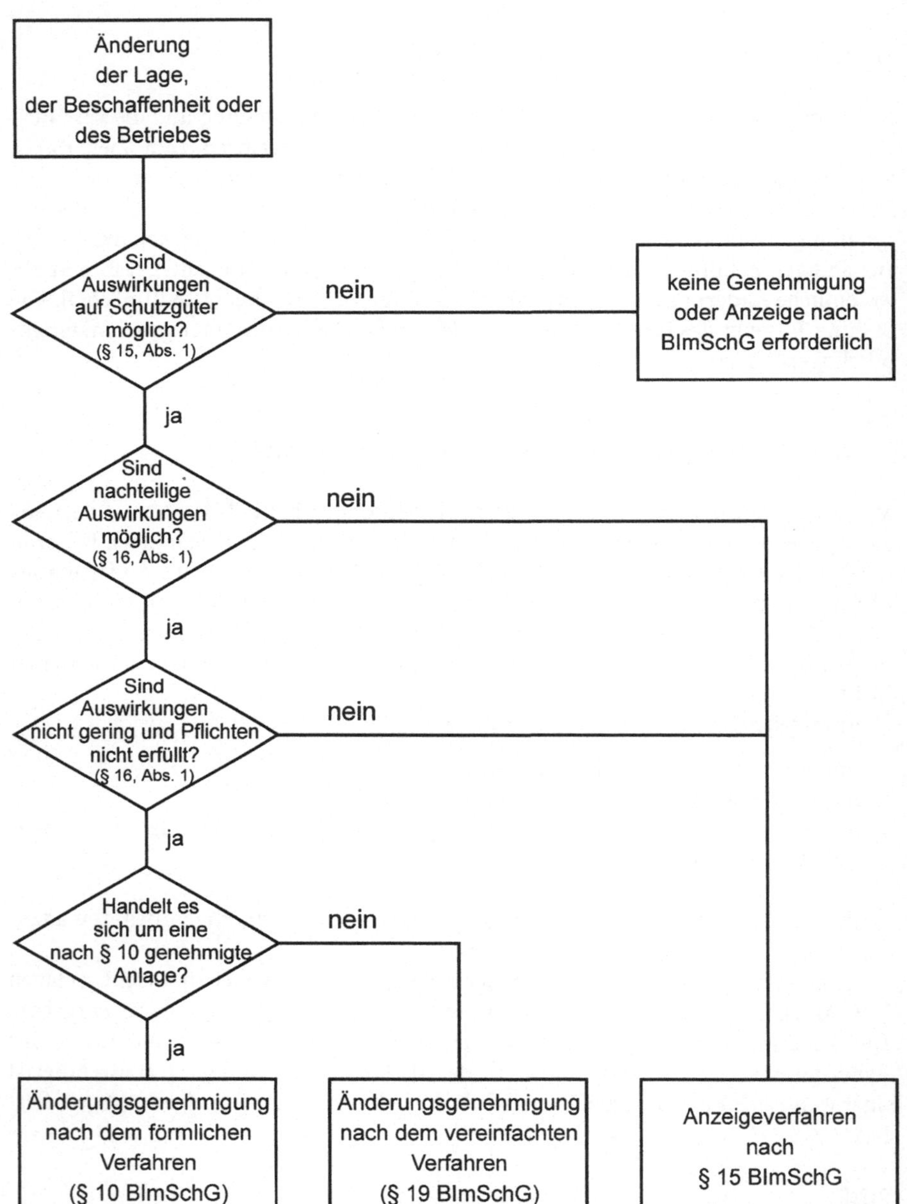

Abb. 7.1. Ablaufdiagramm für Änderungen genehmigungsbedürftiger Anlagen. (Nach Dippel 1997)

Die wesentliche Änderung bezieht sich auf die Lage, die Beschaffenheit oder den Betrieb einer Anlage. Unter Änderung der Beschaffenheit der Anlage zählen nach Schmatz u. Nöthlichs (1997)

- bauliche Änderungen der Anlage,
- Änderungen der zum Betrieb erforderlichen technischen Einrichtungen und Nebeneinrichtungen,
- Änderungen der Maßnahmen zur Emissionsbegrenzung,
- Änderungen der Maßnahmen zum Schutz der Allgemeinheit vor sonstigen Gefahren, erheblichen Nachteilen und Belästigungen sowie
- Änderung der Maßnahmen zur Verwertung der Reststoffe oder zur Beseitigung der Abfälle.

Unter Änderungen im Betrieb sind folgende Aspekte zu verstehen:

- Änderungen der Produktion,
- Änderungen der Produktionsverfahren,
- Änderungen der Einsatz-, Zwischen-, Neben- und Endprodukte,
- Änderungen der anfallenden Reststoffe,
- Änderungen der Arbeitsabläufe sowie
- Änderungen der Betriebszeiten.

Änderungen aufgrund von Betreiberwechsel oder Änderungen der Betriebsorganisation sowie Änderung der Immissions- oder Störfallbeauftragten zählen nicht zu den Änderungen im Sinne des § 16 BImSchG.

Gehen mit einer Änderung Betriebserweiterungen einher, so ist unter Berücksichtigung des Umfangs und der Bedeutung der Maßnahmen von der zuständigen Behörde zu prüfen, ob eine Änderungsgenehmigung oder eine Neugenehmigung erstellt werden muß. Neugenehmigungen müssen in der Regel dann durchgeführt werden, wenn die Anlage selbständig arbeitet, auch wenn sie in bestehende Anlagenteile integriert wird.

Ist eine Anlage nicht genehmigungsbedürftig und wird sie dies aber durch die Anlagenänderung, so ist ein Genehmigungsverfahren nach § 4 BImSchG (Genehmigung) erforderlich.

Sind Anlagenänderungen genehmigungspflichtig, so wird – wie auch bei der Neugenehmigung – zwischen Anlagen, die einem förmlichen Genehmigungsverfahren (§ 10 BImSchG) und Anlagen, die einem vereinfachten Verfahren unterliegen (§ 19 BImSchG), unterschieden (s. auch Abschn. 3).

2.3 Nichtgenehmigungsbedürftige Anlagen

Nichtgenehmigungsbedürftige Anlagen sind alle Anlagen, die keiner Genehmigung bedürfen und die unter die Definition des § 3 Abs. 5 BImSchG fallen (z. B. Kleinfeuerungsanlagen).

Anlagen sind demnach

- „Betriebsstätten und sonstige ortsfeste Einrichtungen,
- Maschinen, Geräte und sonstige ortsveränderliche technische Einrichtungen sowie Fahrzeuge, soweit sie nicht der Vorschrift des § 38 BImSchG (Beschaffenheit und Betrieb von Fahrzeugen) unterliegen, und
- Grundstücke, auf denen Stoffe gelagert oder abgelagert oder Arbeiten durchgeführt werden, die Emissionen verursachen können, ausgenommen öffentliche Verkehrswege.

Nichtgenehmigungsbedürftige Anlagen sind ebenfalls im BImSchG geregelt. Der zweite Abschnitt des BImSchG befaßt sich mit den Pflichten des Betreibers sowie mit den Anforderungen an die Errichtung, die Beschaffenheit und den Betrieb von nichtgenehmigungsbedürftigen Anlagen.

2.3.1 Pflichten des Betreibers

§ 22 BImSchG beschreibt die Pflichten des Betreibers, die im Hinblick auf den gesamten Betriebszeitraum einer Anlage zu beachten sind. Die Einbindung der nichtgenehmigungspflichtigen in das BImSchG soll gewährleisten, daß für den Betreiber eine öffentlich-rechtliche Verpflichtung besteht, die Anlagen so zu betreiben, daß schädliche Umwelteinwirkungen vermieden und der Stand der Technik eingehalten wird. Werden diese Verpflichtungen nicht beachtet, so kann die zuständige Behörde hier durch zusätzliche Anordnungen eingreifen. Die Behörde hat darüber den Nachweis zu führen, daß der Betreiber die Anforderungen nach § 22 und § 23 BImSchG nicht erfüllt.

Werden durch die Behörden Anordnungen getroffen und werden diese vom Betreiber nicht ausgeführt, so sind die Behörden berechtigt, den Betrieb der Anlage ganz oder teilweise bis zur endgültigen Erfüllung dieser Anordnungen zu untersagen (§ 25 BImSchG). Eine Untersagung des Betriebes ist auch möglich, wenn von einer Anlage eine hervorgerufene schädliche Umwelteinwirkung das Leben oder die Gesundheit von Menschen oder bedeutende Sachwerte gefährden.

Nach § 22 BImSchG bestehen die folgenden 3 Grundpflichten für den Betreiber.

■ **Verhinderung schädlicher Umwelteinwirkungen, die nach dem Stand der Technik vermeidbar sind.** Bei dem Stand der Technik ist der Zeitpunkt der Errichtung der Anlage maßgeblich. Die Fortentwicklung des Standes der Technik muß nur dann berücksichtigt werden, wenn sie zum Inhalt des § 23 BImSchG wird, in dem die Anforderungen an die Errichtung, die Beschaffenheit und den Betrieb von Anlagen beschrieben wird. Eine Anpassung ist auch nur dann notwendig, wenn der Stand der Technik soweit fortgeschritten ist, daß die Vermeidung gesundheitsschädlicher Umwelteinwirkungen[2] erheblich verbessert werden kann. Unter diesen Umständen kann die Anpassung aber in einer festgesetzten angemessenen Frist erfolgen (Schmatz u. Nöthlichs 1997).

---

[2] Die Definition von schädlichen Umwelteinwirkungen erfolgt analog zu den Regelungen für genehmigungsbedürftige Anlagen.

■ **Beschränkung von nach dem Stand der Technik unvermeidbaren schädlichen Umwelteinwirkungen auf ein Mindestmaß.** Emissionen sollen auf ein Mindestmaß beschränkt werden. d. h. eine gänzliche Vermeidung von schädlichen Umwelteinwirkungen wird nicht erwartet. Die amtliche Begründung des § 22 BImSchG verdeutlicht dies: „Die Vorschrift verkennt nicht, daß der Betrieb von Anlagen in der Mehrzahl der Fälle notwendigerweise mit Emissionen verbunden ist. Ein bestimmtes Maß an Emissionen muß deshalb als unabwendbare Folge der technischen Entwicklung hingenommen werden."

Das heißt aber nicht, daß Anforderungen von anderen Verordnungen und Gesetzen nicht beachtet werden müssen. Ein Mindestmaß an zumutbaren Maßnahmen muß vom Betreiber von nichtgenehmigungspflichtigen Anlagen jederzeit eingehalten werden.

■ **Ordnungsgemäße Beseitigung von beim Betrieb einer Anlage entstehenden Abfällen.** Die Betreiber von nichtgenehmigungspflichtigen Anlagen sind dazu verpflichtet, alle entstehenden Abfälle ordnungsgemäß zu entsorgen. Beachtet werden muß das am 06.10.1996 in Kraft getretene Kreislaufwirtschafts- und Abfallgesetz (Krw/AbfG).

Weitere rechtliche Vorschriften bleiben von § 22 BImSchG jedoch unberührt. Zum Beispiel sind im Hinblick auf den Arbeitsschutz das Arbeitsschutzrecht, die Gefahrstoffverordnung und die Arbeitsstättenverordnung heranzuziehen.

Um schädliche Umwelteinwirkungen bewerten zu können, sind Verwaltungsvorschriften und Normen heranzuziehen. Bei nichtgenehmigungspflichtigen Anlagen existieren keine verbindlichen Rechtsvorschriften, wie dies bei genehmigungsbedürftigen Anlagen der Fall ist.

2.3.2 Anforderungen an nichtgenehmigungsbedürftige Anlagen

§ 23 BImSchG beschreibt die Anforderungen an die Errichtung, die Beschaffenheit und den Betrieb nichtgenehmigungsbedürftiger Anlagen. Durch Rechtsverordnungen werden konkrete Anforderungen nach § 23 BImSchG begründet.

Nichtgenehmigungsbedürftige Anlagen müssen den folgenden Anforderungen entsprechen:

- die Anlagen müssen bestimmten technischen Anforderungen entsprechen,
- die von den Anlagen ausgehenden Emissionen dürfen bestimmte Grenzwerte nicht überschreiten,
- vom Betreiber müssen Messungen der Emissionen und Immissionen nach bestimmten Verfahren durchgeführt werden,
- die Betreiber bestimmter Anlagen müssen der zuständigen Behörde unverzüglich die Inbetriebnahme oder eine Änderung der Anlage, die für die Erfüllung von in der Rechtsverordnung vorgeschriebenen Pflichten von Bedeutung sein kann, anzeigen und
- bestimmte Anlagen dürfen nur betrieben werden, nachdem die Bescheinigung eines von der nach Landesrecht zuständigen Behörde bekanntgegebenen Sachverständigen vorgelegt worden ist, daß die Anlage den Anforderungen der Rechtsverordnung oder einer Bauartzulassung nach § 33 BImSchG (Bauartzulassung) entspricht.

Die hier definierten Anforderungen dienen dazu, die Allgemeinheit und die Nachbarschaft vor schädlichen Umwelteinwirkungen zu schützen. Dabei findet aber die Wirtschaftlichkeit der Vermeidung bzw. Verringerung von schädlichen Umwelteinwirkungen Berücksichtigung.

In den bisher erlassenen Rechtsverordnungen werden die Grundpflichten der Betreiber bestimmter Anlagen, wie z. B. die Anforderungen an die Luftreinhaltung konkretisiert. Es sind bisher 9 Bundes-Immissionsschutzverordnungen (BImSchV) aufgrund des § 23 BImSchG erlassen worden. Für Krankenhäuser kommen je nach Größe des Krankenhauses 2 Verordnungen in Betracht. Diese sind:

- 1. BImSchV – Verordnung über Kleinfeuerungsanlagen: Die unter diese Verordnung fallenden Kleinfeuerungsanlagen sind überwiegend in privaten Haushalten, Handwerks- und Gewerbebetrieben sowie öffentlichen Einrichtungen wie z. B. Schulen und Krankenhäuser zu finden. Die definierten Anforderungen richten sich sowohl an Neuanlagen als auch an Altanlagen. Für Altanlagen sind jedoch Übergangsfristen von bis zu 7 Jahren vorgesehen (§ 23 1. BImSchV – Übergangsregelung).
- 8. BImSchV – Rasenmäherlärm-Verordnung: Diese Verordnung gilt für das Inverkehrbringen und den Betrieb von motorbetriebenen Rasenmähern und bestimmt die zulässigen Geräuschemissionswerte sowie die Betriebszeiten.

3
Durchführung von Genehmigungsverfahren

Die 4. Bundesimmissionsschutz-Verordnung – Verordnung über genehmigungspflichtige Anlagen – weist Anlagen aus, die genehmigungsbedürftig sind. Alle hier nicht aufgeführten Anlagen bedürfen keiner Genehmigung. Bei der Durchführung von Genehmigungsverfahren wird zwischen Anlagen, die einem förmlichen Genehmigungsverfahren und Anlagen, die einem vereinfachten Verfahren unterliegen, unterschieden. Alle Anlagen, die unter Spalte 1 im Anhang der 4. BImSchV aufgelistet sind, sind nach § 10 BImSchG einem förmlichen Verfahren zu unterziehen. Für Anlagen, die in Spalte 2 aufgeführt sind, greift § 19 BImSchG, d. h. es kann ein vereinfachtes Genehmigungsverfahren durchgeführt werden.

Der Unterschied zwischen dem förmlichen und dem vereinfachten Verfahren besteht in der Beteiligung der Öffentlichkeit. Die Unterlagen der Anlagen, die nach § 10 BImSchG genehmigt werden, werden von der zuständigen Genehmigungsbehörde im amtlichen Veröffentlichungsblatt und in den örtlichen Tageszeitungen bekanntgegeben. Die Öffentlichkeit muß z. B. beteiligt werden, wenn eine Kraft-Wärme-Kopplungsanlage auf Gasturbinenbasis eine Feuerungswärmeleistung von 50 MW oder mehr installiert werden soll. Kleinere Anlagen unterliegen dem vereinfachten Verfahren.

Ein vereinfachtes Verfahren unterscheidet sich von einem förmlichen Verfahren u. a. in folgenden Punkten:

- keine Bekanntmachung des Vorhabens,
- keine Auslegung des Antrages und der Antragsunterlagen,
- keine Möglichkeit gegen das Vorhaben Einwendungen zu erheben,
- kein Erörterungstermin,
- keine Zustellung bzw. Bekanntmachung des Bescheides.

Der Ablauf des förmlichen und vereinfachten Genehmigungsverfahrens verdeutlicht Abb. 7.2.

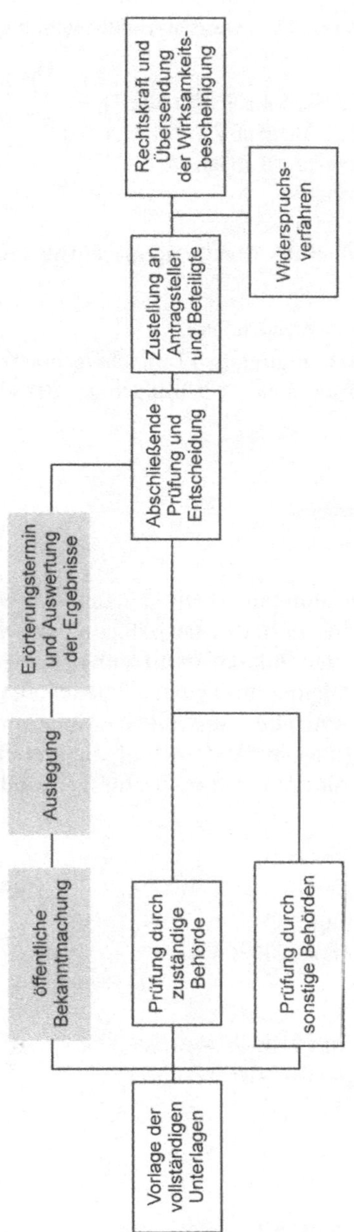

nicht notwendig bei dem vereinfachten Verfahren (§ 19 BImSchG)

Abb. 7.2. Vorgehensweise bei förmlichen und vereinfachten Genehmigungsverfahren. (Mod. nach Pütz u. Buchholz 1989a)

3.1 Verordnung über das Genehmigungsverfahren – 9. BImSchV

Genehmigungsverfahren müssen entsprechend der 9. BImSchV – Verordnung über das Genehmigungsverfahren – durchgeführt werden. Einzureichen sind ausführliche Unterlagen

- zur Anlage und zum Anlagenbetrieb (§ 4 a, 9. BImSchV),
- zu den Schutzmaßnahmen (§ 4 b, 9. BImSchV),
- zur Behandlung der Reststoffe (§ 4 c, 9. BImSchV),
- zur Wärmenutzung (§ 4 d, 9. BImSchV).

In § 3 der 9. BImSchV ist der Inhalt des Genehmigungsantrages aufgeführt. Diese Angaben sind:

- Name und Wohnsitz bzw. Sitz des Antragstellers,
- Angaben, ob es sich um eine Genehmigung (§ 4 BImSchG), eine wesentliche Änderung (§ 16 BImSchG), einen Vorbescheid (§ 9 BImSchG) oder eine Teilgenehmigung (§ 8 BImSchG) handelt,
- Standort der Anlage,
- Art und Umfang der Anlage,
- Zeitpunkt der Inbetriebnahme sowie
- Kosten der Anlage.

Die Angaben können von den Genehmigungsbehörden unter Verwendung von Vordrucken verlangt werden. Nordrhein-Westfalen hat z. B. eine Verwaltungsvorschrift zum Genehmigungsverfahren nach dem Bundes-Immissionsschutzgesetz erlassen. In deren Anhang sind die dem Genehmigungsantrag beizufügenden Formulare abgebildet, die bei einer Neugenehmigung und einer wesentlichen Änderung ausgefüllt werden müssen. Darüber hinaus werden bei einem Genehmigungsverfahren noch weitere zusätzliche Unterlagen verlangt, die dem Antrag beizufügen sind. Es handelt sich um

- eine topographische Karte,
- Bauvorlagen,
- Anlagen- und Betriebsbeschreibung,
- schematische Darstellung der Anlage (Fließbild),
- Maschinenaufstellungsplan,
- Immissionsprognose,
- Beschreibung der Herkunft und des Verbleibs von Abfällen,
- Kurzbeschreibung der Anlage (§ 4 Abs. 3 der 9. BImSchV).

3.1.1 Topographische Karte

Um den Einwirkungsbereich der Emissionen besser zu beschreiben, ist die Hinzufügung einer topographischen Karte erforderlich, die in der Regel beim Katasteramt der Gemeinde angefordert werden kann. Der Maßstab dieser Karte liegt i. allg. zwischen

1:10.000 und 1:25.000 und sollte in Zweifelsfällen mit der zuständigen Behörde abgestimmt werden.

Zusätzlich ist eine Deutsche Grundkarte (Maßstab 1:5.000) einzureichen, die auch benötigt wird, um die geographische Lage mit der Angabe zu dem Rechts- und Hochwert der jeweiligen Emissionsquellen zu bestimmen. Neben den sich aus der genehmigungsbedürftigen Anlage ergebenden Emissionsquellen, sind ebenfalls Anlagen mit gleichwertigen Emissionen zu kennzeichnen.

3.1.2 Bauvorlagen

Bauvorlagen müssen entsprechend der BauPrüfVO eingereicht werden. Hierzu zählen

- Lageplan,
- Bauantrag,
- Baubeschreibung,
- Bauzeichnungen,
- bautechnische Nachweise und Standsicherheitsnachweise (statische Berechnungen).

Welche Unterlagen zu den einzelnen Punkte benötigt werden, ist mit der jeweils zuständigen Behörde zu klären.

3.1.3 Anlagen- und Betriebsbeschreibung

Die Anlagen- und Betriebsbeschreibung ist sehr ausführlich zu gestalten, um die Funktion der Anlage zu verdeutlichen. Das Land Nordrhein-Westfalen stellt hierzu Formulare zur Verfügung, die zur Beschreibung hinzugefügt werden. Die Angaben im Rahmen der Formulare dienen der Vereinheitlichung und erleichtern den zuständigen Behörden die Prüfung der Anträge. Insgesamt sind 5 Formulare mit folgenden Inhalten auszufüllen:

- Gliederung der Anlagen in Betriebseinheiten: hierunter fallen die zum Betrieb erforderlichen technischen Einrichtungen und Nebeneinrichtungen;
- technische Daten: gegliedert werden diese Daten in Art und Menge der Einsatz-, Zusatz- und/oder Brennstoffe und deren Zusammensetzung im Hinblick auf die Einsatzseite sowie Art und Menge der Produkte und Nebenprodukte und deren Zusammensetzung in bezug auf die Produktseite; mögliche Nebenreaktionen und entstehende Produkte bei einer Betriebsstörung sind ebenfalls einzutragen;
- Betriebsablauf und Emissionen: einzutragen sind hier Häufigkeit und Zeitdauer der emissionsverursachenden Vorgänge unter Berücksichtigung des jeweiligen Betriebszustandes (z.B. Normalbetrieb, Störungen usw.) und die vorgesehenen Betriebszeiten sowie die Bezeichnung und Charakterisierung des emittierenden Stoffes;
- Quellenverzeichnis der gesamten Anlage: das Quellenverzeichnis beschreibt die Art, Bauausführung, Lage und Abmessungen der Emissionsquellen. Zurückgegriffen wird hier auf erstellte Fließbilder, aus denen die Lage der Emissionsquellen hervorgeht;

- Abgasreinigung: anzugeben sind hier Art der Abgasreinigung im Hinblick auf jede angeschlossene Betriebseinheit sowie die Wirksamkeit der Abgasreinigung im Auslegungszustand.

Diese Formulare sind zusätzlich zu den geforderten Unterlagen einzureichen. Sind diese Formulare in einigen Bundesländern nicht vorhanden, so müssen diese Angaben trotzdem erfolgen.

Darüber hinaus sind Angaben zu den vorgesehenen Maßnahmen

- im Hinblick auf die Emissionsverminderung zum Schutz vor schädlichen Umwelteinwirkungen wie z. B. bautechnische oder apparative Maßnahmen,
- zum Schutz der Allgemeinheit und der Nachbarschaft vor sonstigen Gefahren, erheblichen Nachteilen und/oder erheblichen Belästigungen,
- zum Schutz der Allgemeinheit und der Nachbarschaft vor sonstigen Gefahren, erheblichen Nachteilen und/oder erheblichen Belästigungen in bezug auf eine Betriebseinstellung und
- Angaben zu den notwendigen Messungen von Emissionen und Immissionen mit den dazugehörigen Meßeinrichtungen

beizufügen. Im Rahmen der vorgesehenen Maßnahmen zum Schutz der Allgemeinheit sind die technischen und organisatorischen Vorkehrungen zur Verhinderung von Störungen des bestimmungsgemäßen Betriebes und zur Begrenzung der Auswirkungen aufgrund von Störungen des bestimmungsgemäßen Betriebes anzugeben (§ 4 b 9. BImSchV). Ein weiterer wichtiger Punkt sind Angaben zu den erfolgten Maßnahmen zum Schutz der Beschäftigten bezüglich Arbeitsschutz und Sicherheitstechnik.

Zu beachten sind die Anforderungen an die Arbeitsstätten, wie z. B. Arbeitsräume, Fußböden und Dächer, Fenster, Türen, Tore und Verkehrswege und Anforderungen an bestimmte Räume wie Umkleide- Toilettenräume und Sozialräume, um nur einige zu nennen. Weitere Angaben müssen gemacht werden zu (Pütz 1989)

- dem Vorhandensein sowie zu der Art, Menge und Beschaffenheit von gefährlichen Stoffen unter Berücksichtigung der Benutzung, wie z. B. Lagern, Abfüllen, Herstellen, Behandeln oder Verwendung beim bestimmungsgemäßen Betrieb;
- der Art der möglichen Gesundheitsbeeinträchtigung beim Umgang mit den gefährlichen Stoffen;
- den durchgeführten technischen und organisatorischen Schutzmaßnahmen sowie die Verwendung von persönlicher Schutzausrüstung gegen gefährliche Stoffe;
- der Beleuchtung der Arbeitsräume;
- der Belüftung der Arbeitsräume;
- dem Lärm am Arbeitsplatz und den hierzu erfolgten Schutzmaßnahmen, sei es technischer oder organisatorischer Art oder die Verwendung von persönlicher Schutzausrüstung;
- der Art und Ausführung der elektrischen Anlagen (z. B. Feuchträume oder Ex-Räume);
- den prüfpflichtigen Anlagen (z. B. Druckbehälter, Aufzugsanlagen etc.);
- der Anzahl der Beschäftigten im Betrieb, in dem jeweiligen Bereich und der Beschäftigung von Frauen und Jugendlichen.

Bei der Anschaffung neuer Maschinen und maschineller Einrichtungen ist darauf zu achten, daß diese den gesetzlichen Anforderungen nach dem Gerätesicherheitsgesetz (GSG) entsprechen. Mit dem CE-Zeichen und der Konformitätserklärung erklärt der Hersteller der Anlagen die Übereinstimmung der Maschine oder Anlagen mit den gesetzlichen und normativen Anforderungen.

Nach § 4 Abs. 3 der 9. BImSchV ist eine Kurzbeschreibung der Anlage anzufertigen. Diese soll denjenigen Personen einen Überblick über die Anlage, ihren Betrieb und die voraussichtlichen Auswirkungen auf die Nachbarschaft und die Allgemeinheit geben, die gegen das Vorhaben Einwendungen erheben können. In der Regel wird eine Kurzbeschreibung auch bei Nichtbeteiligung der Öffentlichkeit verlangt.

3.1.4 Schematische Darstellung der Anlage (Fließbild)

Aus der schematischen Darstellung der Anlage sollte der Herstellungsgang ersichtlich werden. Dabei sind für die vorgesehenen Maschinen, Apparate, Leitungen oder Druckbehälter Symbole zu verwenden. Die Entstehungs- und Ableitungsstellen von Emissionen sind gesondert zu kennzeichnen. Entsprechende Normen zur Erstellung von Fließbildern sind zu berücksichtigen.

Die Anlagen- und Betriebsbeschreibung sollte auf dieses Fließbild zurückgreifen, um den Aufbau und die Funktion zu verdeutlichen.

3.1.5 Maschinenaufstellungsplan

Der Maschinenaufstellungsplan muß neben den Standorten der jeweiligen Maschinen und Anlagen und der sonstigen Betriebseinrichtungen die Lage der Treppen, Bühnen und Rettungswege beinhalten. Es ist darauf zu achten, daß Formate und Faltung der Zeichnungen der DIN-Normen entspricht.

Alle Zeichnungen müssen Maßstab und Nordrichtung ausweisen und sind vom Antragsteller und vom Verfasser der Zeichnungen zu unterzeichnen.

3.1.6 Immissionsprognose

Die Immissionsprognose dient dazu, die Immissionen nach Inbetriebnahme einer Anlage abschätzen zu können. Dabei wird neben der Immission der Anlage auch die Vorbelastung der Umgebung, wo die Anlage installiert werden soll, in die Abschätzung mit einbezogen. Bei den zu berücksichtigenden Immissionen handelt es sich um Immissionen im Hinblick auf Luftverunreinigungen, Erschütterungen und Lärm.

Die ermittelte Zusatzbelastung, die durch die neue Anlage hervorgerufen wird, wird auf die vorhandene Vorbelastung aufgeschlagen. Dieser Gesamtwert wird dann im Rahmen des Genehmigungsverfahrens als Immissionsgrundlage behandelt und mit den existierenden Immissionsgrenzwerten verglichen.

In der TA-Luft wird ein Verfahren zur Berechnung der Kenngrößen für die Zusatzbelastung beschrieben. Es können hierdurch Ausbreitungsrechnungen für Gase, Schwebstaub und Stäube durchgeführt werden (Pütz 1989).

3.1.7 Beschreibung der Herkunft und des Verbleibes von Abfällen

Im Rahmen des Genehmigungsverfahrens ist ein Plan zur Behandlung von Abfällen zu erstellen. Nach § 4 c 9. BImSchV sind Angaben zu den folgenden vorgesehenen Maßnahmen bereitzustellen:

- Vermeidung von Abfällen,
- ordnungsgemäße und schadlose stoffliche oder thermische Verwertung der entstehenden Abfälle,
- Beseitigung von nicht zu vermeidenden oder zu verwertenden Abfällen als Abfälle (eingeschlossen der rechtlichen und tatsächlichen Durchführbarkeit dieser Maßnahmen und der vorgesehenen Entsorgungswege),
- Verwertung oder Beseitigung von Abfällen, die bei einer Störung des bestimmungsgemäßen Betriebes entstehen können,
- Behandlung der Abfälle bei einer Betriebseinstellung der Anlage.

Wenn eine weitergehende Vermeidung oder Verwertung von Abfällen technisch nicht möglich oder unzumutbar ist, dann sind hierfür entsprechende Gründe darzulegen.

Es sind alle möglichen entstehenden Abfälle bei bestimmungsgemäßem Betrieb, bei Störung und bei Außerbetriebnahme der Anlage aufzulisten und Angaben entsprechend der oben aufgeführten Punkte zu machen.

3.2 Emissionserklärung

Nach § 27 BImSchG sind Betreiber genehmigungsbedürftiger Anlagen dazu verpflichtet, innerhalb festgesetzter Fristen, eine Erklärung abzugeben, in denen Angaben über Art, Menge, räumliche und zeitliche Verteilung der Luftverunreinigungen, die von der genehmigungsbedürftigen Anlage ausgegangen sind, gemacht werden müssen. Darüber hinaus sind die Austrittsbedingungen darzustellen.

Die aufgrund § 27 BImSchG erstellte 11. BImSchV (Emissionserklärungs-Verordnung) regelt den Erklärungszeitraum, den Zeitpunkt der Erklärung, den Inhalt, Umfang und die Form der Emissionserklärung sowie die Ermittlung der Emissionen. In § 1 der 11. BImSchV sind Anlagen aufgelistet, die von der Pflicht der Emissionserklärung befreit sind.

Nach dem Gesetz zur Beschleunigung und Vereinfachung immissionsschutzrechtlicher Genehmigungsverfahren vom 9. Oktober 1996 (BGBl. S. 1498ff) müssen Emissionserklärungen nicht mehr alle 2 Jahre, sondern alle 4 Jahre entsprechend dem neuesten Stand ergänzt werden. Die letzte Emissionserklärung mußte für das Jahr 1996 erstellt und spätestens am 30. April 1997 den Behörden zur Verfügung stehen. Demnach muß die nächste Emissionserklärung für das Jahr 2000 durchgeführt werden.

Je nach Anlagentyp müssen ausführliche oder verkürzte Emissionserklärungen durchgeführt werden. Welche Anlagen eine verkürzte Erklärung abgeben können, ist in § 4 Abs. 2 der 4. BImSchV festgeschrieben.

Die Inhalte der Emissionserklärungen sind in Anhang 1 (ausführliche) und Anhang 2 (verkürzte) der Verordnung dargestellt. Es sind Angaben zu folgenden Punkten zu machen:

- Erklärungszeitraum,
- Betreiber,
- Werk/Betrieb,
- Quellen,
- Anlage,
- Anlagenteile und Nebeneinrichtungen,
- Betriebseinheiten,
- gehandhabte Stoffe,
- emissionsverursachende Betriebsvorgänge (nur für eine vollständige Emissionserklärung notwendig).

Zählen zu Anlagen, die nur eine verkürzte Emissionserklärung benötigen, Teile oder Nebeneinrichtungen, die einer ausführlichen Emissionserklärung nach Anhang 1 der 11. BImSchV bedürfen, so muß auch für diese Anlagen eine ausführliche Emissionserklärung durchgeführt werden.

3.3 Störfall-Verordnung

Für einige genehmigungspflichtige Anlagen müssen auch die Anforderungen der 12. BImSchV (Störfall-Verordnung) beachtet werden. Welche Anlagen dieser BImSchV unterliegen, ist in Anhang II der Verordnung dargestellt. Die Störfall-Verordnung ist auf alle die Anlagen anzuwenden, in denen die Stoffe, die hier aufgelistet sind, im bestimmungsgemäßen Betrieb oder bei Störung des bestimmungsgemäßen Betriebs vorhanden bzw. entstehen können.

Die Störfall-Verordnung regelt

- die Sicherheitspflichten der Betreiber (§ 3),
- die Anforderungen zur Verhinderung von Störfällen (§ 4),
- die Anforderungen zur Begrenzung von Störfallauswirkungen (§ 5),
- die Erstellung einer Sicherheitsanalyse (§ 7) sowie
- die Meldepflicht des Betreibers bei Störungen des bestimmungsgemäßen Betriebs (§ 11).

Ziel der Störfall-Verordnung ist, die Allgemeinheit und die Nachbarschaft von Industrieanlagen zu schützen. Durch die Verordnung wird sichergestellt, daß Anlagen, in denen mit hochgiftigen oder krebserzeugenden chemischen Substanzen oder explosionsgefährlichen Stoffen umgegangen wird, ständig überprüft werden.

4 Ausblick

Um die Allgemeinheit und die Nachbarschaft vor schädlichen Umwelteinwirkungen (Immissionen) durch Anlagen zu schützen und der Entstehung von Immissionen vorzubeugen, sind im Bundes-Immissionsschutzgesetz (BImSchG) die Anforderungen und Pflichten der Betreiber dieser Anlagen festgeschrieben. Dabei wird zwischen genehmigungsbedürftigen und nichtgenehmigungsbedürftigen Anlagen unterschieden. Aufgrund der Emissionen von gasförmigen Schadstoffen in die Umwelt sind in Krankenhäusern sowohl genehmigungs- als auch nichtgenehmigungsbedürftige Anlagen, wie z.B. Feuerungsanlagen, zu finden. Die Genehmigungspflicht der Feuerungsanlagen ist abhängig von dem eingesetzten Brennstoff und der Feuerwärmeleistung. Das gilt auch für die Eigenstromerzeugung durch Blockheizkraftwerke.

Durch das Beschleunigungsgesetz, das am 14.10.1996 zur Beschleunigung und Vereinfachung immissionsschutzrechtlicher Genehmigungsverfahren veröffentlicht wurde, sind v. a. Änderungen im BImSchG und in der Verordnung über das Genehmigungsverfahren (9. BImSchV) eingetreten. So wurden die Regelungen zur Änderung von genehmigungspflichtigen Anlagen ganz neu konzipiert. Demnach sind Änderungen der Anlage nur noch dann genehmigungspflichtig, wenn mit diesen Änderungen nachteilige Auswirkungen hervorgehen.

Mit dem Beschleunigungsgesetz wurde der Versuch unternommen, das Umweltrecht zu vereinfachen und rechtliche Anforderungen nach dem BImSchG zu deregulieren. Ein weiterer Ansatz ist die z. Z. diskutierte Vereinfachung des Genehmigungsverfahrens für solche Unternehmen und Einrichtungen, die eine validierte Umwelterklärung nach der „Ökö-Audit-Verordnung" nachweisen können. Es ist zu erwarten, daß sich in Zukunft die Diskussion um eine weitere Deregulierung verstärkt.

Literatur

Dippel M (1997) Die aktuellen Änderungen im immissionsschutzrechtlichen Verfahren (Gesetzgebung und Rechtsprechung) Vortrag bei der Industrie- und Handelskammer Wuppertal-Solingen-Remscheid am 25.09.1997

NN (1990) Gesetz zum Schutz vor schädlichen Umwelteinwirkungen durch Luftverunreinigungen, Geräusche, Erschütterungen und ähnliche Vorgänge (Bundes-Immissionsschutzgesetz – BImSchG) BGBl. I, S. 870, Bonn 01. September 1990

NN (1996) Gesetz zur Beschleunigung und Vereinfachung immissionsschutzrechtlicher Genehmigungsverfahren BGBl. I, S. 1498, Bonn, 09. Oktober 1996

NN (1996) Erste Verordnung zur Durchführung des Bundes-Immissionsschutzgesetzes (Verordnung über Kleinfeuerungsanlagen – 1. BImSchV) BGBl I, S. 1059, Bonn, 15.07.1988, geändert durch Art. 6 des Gesetzes vom 27.12.1993 (BGBl. I, S. 2378), Verordnung vom 20.07.1994 (BGBl. I, S. 1680) und Art. 1 der Verordnung vom 07.08.1996 (BGBl I, S. 1236)

NN (1997) Vierte Verordnung zur Durchführung des Bundes-Immissionsschutzgesetzes (Verordnung über genehmigungsbedürftige Anlagen – 4. BImSchV) BGBl. I, S. 505, Bonn 20. März 1997

NN (1992) Neunte Verordnung zur Durchführung des Bundes-Immissionsschutzgesetzes (Verordnung über das Genehmigungsverfahren – 9. BImSchV) BGBl. I, S. 1002, Bonn, 11. Juni 1992

NN (1996) Elfte Verordnung zur Durchführung des Bundes-Immissionsschutzgesetzes (Emissionserklärungs-Verordnung – 11. BImSchV) BGBl. I, S. 2213, Bonn, 12. Dezember 1991 geändert durch das Gesetz zur Beschleunigung und Vereinfachung immissionsschutzrechtlicher Genehmigungsverfahren (BGBl. I, S. 1498, 09.10.1996)

NN (1991) Zwölfte Verordnung zur Durchführung des Bundes-Immissionsschutzgesetzes (Störfall-Verordnung – 12. BImSchV) BGBl. I, S. 1891, Bonn, 20. September 1991

Pütz M, Buchholz K-H (1989a) Das Genehmigungsverfahren nach dem Bundes-Immissionsschutzgesetz – Handbuch für Antragsteller und Genehmigungsbehörden mit Erläuterungen, Abwicklungshilfen und Beispielen. 3. Aufl. Erich Schmidt, Berlin

Pütz M, Buchholz K-H (1989b) Immissionsschutz bei nicht genehmigungsbedürftigen Anlagen Grundpflichten des Betreibers – Anforderungen an Standort, Errichtung, Betrieb und Überwachung. Erich Schmidt, Berlin

Schmatz H, Nöthlichs M (1997) Sicherheitstechnik – Ergänzbare Sammlung der Vorschriften nebst Erläuterungen für Unternehmen und Ingenieure. Erich Schmidt, Berlin

Anhang A: Erfassung verpackungsintensiver Lebensmittel

	Frischkostverfahren Tablettsystem			Frischkostverfahren dezentrales Speisenverteilsystem ohne Tabletts			
	unbedingt nötig	Verpackung bei hohem Aufwand nicht nötig	nicht nötig	unbedingt nötig	Verpackung bei hohem Aufwand nicht nötig	nicht nötig	Bemerkung
Kuchen							
Gebäck							
Knäckebrot							
Brötchen							
Schnittbrot							
Zwieback							
Brotbelag/Aufstrich							
Nougatcreme							
Honig							
Marmeladen							
Gelee							
Mus							
Stockwurst							
Käsescheiben							
Schnittwurst							
Schmelzkäse							
Frischkäse							
Senf							
Tomatenketchup							
Majonaise							
Zucker							
Pfeffer/ Salz							
Süßstoff							
Kondensmilch							
Buttermilch							
Milch							
Joghurt							
Quark							
Dickmilch							
Butter							
Margarine							

Anhang B: Entsorgung von Laborchemikalien

Klinikum

Entsorgungsantrag

Bereich Umweltschutz

LABORCHEMIKALIENRESTE										
Nr.	Chem. Bezeichnung	Gef. Symbol	anorg.	org.	fest	flüss.	Menge	noch verwend-bar Ja / Nein	Bemerkung	nicht ausfüllen GGVS-Klasse

Abfallerzeuger:

Institut / Klinik **Name** **Raum-Nr.** **Telefon**

Ich versichere, daß die angemeldeten Abfälle keine radioaktiven Stoffe enthalten. Für die Richtigkeit der Angaben haftet der Abfallerzeuger

Datum **Unterschrift**

Anhang C: Checkliste „Ist-Analyse“

Grunddatenerhebung	
Firma	
Anschrift	
Branche	
Beschäftigte	
Betriebszeiten	
Ansprechpartner	
Vertragsart	
Transformatorenleistung, Verluste	
Heizung:	Dampf/Heizwasser
Fabrikat, Alter	
Heizleistung [kW]	
Anzahl Umwälzpumpen	
Leistung [kW] Pumpen	
Pumpenregelung	
Vorlauf/Rücklauftemperatur [°C]	
Warmwasserbereitung:	
Wärmeerzeuger, Alter	
Leistung [kW]	
Verbrauch [kWh/a]	
Energieträger:	Öl/Gas/Fernwärme/Strom/Sonstiges
Wärme [kWh/a]	
Strom [kWh/a]	
Wasser [m^3]	
Räumflächen/Temperaturen:	
Nutzfläche gesamt [m^2]:	
Büros [m^2], Nutzungszeit	

Produktionsfläche [m²], Nutzungszeit	
Sanitärräume [m²], Nutzungszeit	
Flure/Treppenhäuser, Nutzungszeit [m²]	
Büros [°C]	
Produktionsfläche [°C]	
Sanitärräume [°C]	
Flure/Treppenhäuser [°C]	
Kühlung (Fabrikat, Alter):	
Kühlräume [m3]	
Kühlräume [°C]	
Energieverbrauch [kWh/a]	
Kühlleistung [kW]	
Klimageräte (Fabrikat, Alter):	
Leistung der Geräte [kW]	
Betriebsdauer (h/d)	
Energieverbrauch [kWh/a]	
Lüftungsanlagen (Fabrikat, Alter):	
Leistung [kW]	
Betriebsdauer (h/d)	
Energieverbrauch [kWh/a]	
Beleuchtung:	Anzahl, Leistung, Brenndauer (Einzelaufstellung auf Liste)
Elektronische Vorschaltgeräte (EVG)	
Leuchtstofflampen	
Glühlampen	
Halogenlampen	
Metalldampflampen	
Kompaktleuchtstofflampen	
Sonstige elektrische Verbraucher (z. B. Maschinen):	Verbraucher in extra Liste eintragen
Leistung, gesamt [kW]	
Energieverbrauch, gesamt [kWh/a]	
Druckluft (Fabrikat, Alter):	
Druckluftleistung insgesamt [kW]	
Energie für Druckluft [kWh/a]	
Verluste (soweit bekannt)	
Kompressoren (Anzahl, Leistung, Alter)	

Anhang D: Energieeffizienz – Checkliste

Hinweis zum Ausfüllen:
Bei Fragen, die nicht mit „Ja" oder „Nein" beantwortet werden können, bitte im Feld „Notizen" Angaben machen oder die Antwort unterstreichen.

1. Wärmeversorgung

		Ja	Nein	Geplant	Handlungsbedarf/ Notizen
1.1	**Heizungssysteme**				
1.1.1	Erfolgt die Beheizung zentral oder dezentral?				
1.1.2	Art der Beheizung:				
	– Fernwärme				
	– Gas				
	– Öl				
	– Strom				
	– Sonstige				
1.1.3	Erfolgt die Steuerung der Heizanlage				
	– per Zeitschaltuhr?				
	– witterungsgeführt?				
	– bedarfsgesteuert?				
1.1.4	Werden die Emissionen der Wärmeerzeugung erfaßt und den Verbrauchern zugeordnet?				
1.1.5	Sind die Leistungen der Wärmeerzeuger				
	– ausreichend?				
	– unterdimensioniert?				
	– überdimensioniert?				
1.1.6	Besteht neben einem Heiz- auch ein Kühlbedarf? Wie wird gekühlt?				
1.1.7	Werden bei der Neubeschaffung einer Heizungsanlage die Vergleiche nach				
	– Emissionswerten (NOx, CO)				
	– energetischem Wirkungsgrad, Kesselwirkungsgrad				
	– Abgas- und Bereitschaftsverlust der Anlage durchgeführt?				

	– Kann die bestehende Brenneranlage mit emissionsmindernden Maßnahmen nachgerüstet werden (z. B. Abgasrückführung, Kühlstäbe)?				
	– Sind alternative Heiztechniken ergänzend untersucht worden?				
1.1.8	Gibt es technische Voraussetzungen zur Installation einer Wärmerückgewinnung?				
1.1.9	Sind Abwärmeströme quantitativ erfaßbar?				
	Fallen diese				
	– kontinuierlich oder				
	– diskontinuierlich an?				
1.1.10	Erfolgt eine Nutzung der Abwärme (z. B. Luftvorwärmung)?				
1.1.11	Kann Abwärme mittels Speicherung (z. B. Wasser) einer zeitversetzten Nutzung zugeführt werden?				
1.1.12	Ist der Einsatz einer Gasmotorwärmepumpe oder einer Absorptionswärmepumpe möglich?				
1.1.13	Besitzen die Raumheizkörper Thermostatventile?				
1.1.14	Wie hoch sind Raumtemperaturen				
	– Büro				
	– Produktionsräumen				
	– Sanitärbereich				
	– Flure/Treppenhäuser				
1.1.15	Gibt es eine technische Einrichtung zur zeitgesteuerten Regelung der Einzelraumtemperierung?				
1.1.16	Werden die Raumtemperaturen regelmäßig kontrolliert und ggf. abgesenkt?				
1.1.17	Wird eine Energieverbrauchsstatistik erstellt?				
	– Energieverbrauch nach Heizung				
	– Energieverbrauch wird nicht gesondert erfaßt				
1.1.18	Wird die Heizung in wenig genutzten Räumen abgeschaltet?				
1.1.19	Wird die Umwälzpumpe außerhalb der Heizperiode abgeschaltet?				
1.1.20	Sind die wesentlichen Verbraucher und deren Leistung bekannt? Wenn ja, bitte auf gesondertem Blatt auflisten!				

1.2	**Wärme allgemein**				
1.2.1	Können die folgenden Daten ohne großen Aufwand erfaßt werden?				
	– Kostenstelle				
	– Anlage/Gebäude				
	– Energieträger				
	– Verbrauch				
	– anlegbare Kosten				
	– Einsparpotentiale				
1.2.2	Gibt es ein regelmäßiges Energiecontrolling?				
1.2.3	Sind in letzter Zeit Wärmedämm-maßnahmen durchgeführt worden?				
1.2.4	Werden gültige Wärmeschutz-anforderungen erfüllt?				
1.2.5	Sind Fenster und Türen abgedichet?				
	– undichte Fenster				
	– undichte Türen				
1.2.6	Gibt es bereits Räume mit Wärmeschutzverglasung?				
1.2.7	Können Aussagen zum Lüftungs-verhalten gemacht werden?				
	– Dauerlüften				
	– Stoßlüften				
	– kein Lüften				
1.2.8	Kann zur Isolierung eine Dach- oder Fassadenbegrünung herangezogen werden?				

2. Elektrische Verbraucher

		Ja	Nein	Geplant	Handlungsbedarf/ Notizen
2.1	**Beleuchtung**				
2.1.1	Ist die bestehende Beleuchtung bereits einer Untersuchung nach Art, Leistung und Benutzungszeit unter-zogen worden?				
2.1.2	Ist die Einschalthäufigkeit/dauer bekannt?				
2.1.3	Sind überwiegend				
	– Glühlampen				
	– Rasterspiegelleuchten mit Leuchtstofflampen				
	– Kompaktleuchtstofflampen				
	– Halogenleuchten im Einsatz?				

2.1.4	Können stromsparende Leuchtstoff- oder Kompaktleuchtstofflampen bzw. Metalldampflampen eingesetzt werden?				
2.1.5	Sind in gering frequentierten Räumen zeitgeschaltete Sensortasten/Bewegungsmelder einsetzbar?				
2.1.6	Besteht eine Effektbeleuchtung oder Gebäudeanstrahlung von außen?				
2.1.7	Können diese Beleuchtungen in bezug auf Beleuchtungsstärke oder -dauer optimiert werden?				
2.1.8	Werden Arbeitsplätze einzeln ausgeleuchtet?				
2.1.9	Sind die Leuchten einzeln schaltbar?				
2.1.10	Wird Tageslicht ausreichend genutzt?				
2.2	**Maschinen**				
2.2.1	Sind alle elektrischen Verbraucher bzgl. ihrer Leistungsanforderung bekannt?				
2.2.2	Können einige Verbraucher in zeitversetzter Reihenfolge zugeschaltet werden, um Leistungsspitzen abzubauen?				
2.2.3	Sind die Antriebe/Aggregate aus produktionstechnischen Gründen ständig in Bereitschaft zu halten?				
2.2.4	Ist ein Maximumwächter installiert?				
2.2.5	Existiert ein Lastmanagement?				
2.2.6	Sind bei größeren elektrischen Verbrauchern in nächster Zeit Ersatzbeschaffungen vorgesehen?				
2.2.7	Werden die Druckluftnetze regelmäßig auf Leckagen untersucht?				
2.2.8	Verfügen die Arbeitsplatzrechner über ein Energiemanagement?				
2.2.9	Sind die Rechnerlaufzeiten bekannt?				
2.2.10	Sind private Kühlschränke vorhanden? Anzahl?				
2.3	**Lüftung/Klimatisierung**				
2.3.1	Sind Lüftungs- bzw. Klimaanlagen vorhanden?				
2.3.2	Werden diese zentral gesteuert?				
2.3.3	Sind die Ventilatormotoren drehzahlgeregelt?				
2.3.4	Kann die Laufzeit der Lüftung/ Klimatisierung optimiert werden?				

3. Wasserbedarf und -verbrauch

		Ja	Nein	Geplant	Handlungsbedarf/ Notizen
3.1	**Produktionswasser**				
3.1.1	Wird für den Produktionsprozeß (z. B. zur Kühlung) Wasser benötigt?				
3.1.2	Wird das benötigte Wasser aus dem öffentlichen Netz bezogen?				
3.1.3	Wird das benötigte Wasser aus Eigenversorgung (z. B. Brunnen) bezogen?				
3.1.4	Erfolgt eine Dokumentation hinsichtlich – der Wasserförderung, – des Wasserverbrauches in Ihrem Betrieb?				
3.1.5	Werden dem Produktionswasser bzw. Kühlwasser Zusätze beigegeben, die eine Aufbereitung erfordern?				
3.1.6	Sind Wasseruhren zur Erfassung der Verbräuche installiert?				
3.1.7	Bestehen Möglichkeiten, das Niederschlagswasser als Produktionswasser zu verwenden?				
3.1.8	Ist eine Nutzung des Niederschlagswassers für Reinigungszwecke (z. B. Waschanlage) möglich?				
3.1.9	Ist eine Kreislaufführung mit Aufbereitung des Brauchwassers vorhanden?				
3.1.10	Sind in den Sanitäreinrichtungen wassersparende Armaturen installiert?				
3.1.11	Wird das Warmwasser				
	– elektrisch				
	– über die Heizung				
	– gesondert über Gas, Öl, Fernwärme bereitgestellt?				

Anhang E: Betriebsanweisung

	Betriebsanweisung gemäß § 20 GefStoffV und TRGS 555	**BA Nr.: 180** **Stand : 07/97**

Abteilung/Bereich: Alle Stationen	Arbeitsplatz: Allgemein Tätigkeit: Umfüllen, Einreiben, Hautdesinfektion

GEFAHRSTOFFBEZEICHNUNG

Isopropylalkohol 70 %, Softasept N, Alk. Einreibung

Chem. Charakterisierung: 2-Propanol

GEFAHREN FÜR MENSCH UND UMWELT

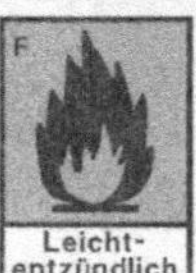

Die Stoffe sind mit Wasser mischbare Flüssigkeiten und leicht entzündlich (VbF B). Die Dämpfe sind schwerer als Luft und bilden mit Luft ein explosionsfähiges Gemisch. Bei Einatmen in hohen Konzentrationen Reizung der Schleimhäute und Augen, betäubende Wirkung sowie Gefahr der zentralen Atemlähmung. Die Stoffe entziehen der Haut Fett, die Haut verliert ihren Säureschutzmantel, wird trocken und rissig.
Die Stoffe sind schwach wassergefährdende Flüssigkeiten (WGK 1).

SCHUTZMASSNAHMEN UND VERHALTENSREGELN

Lagerung:	Gebinde dicht geschlossen an einem kühlen, gut gelüfteten Ort aufbewahren. Gefäße nicht offen stehen lassen. Auf der Station keine Vorräte lagern.
Handhabung:	Berührung mit Augen und Kleidung vermeiden. Bei Umfüllarbeiten freien Fall und Verspritzen vermeiden.
Augenschutz:	Bei Umfüllarbeiten Schutzbrille mit Seitenschutz.
Handschutz:	Einmal-Schutzhandschuhe.
Atemschutz	Dämpfe nicht einatmen.
Hygiene:	Vor der Arbeitsaufnahme geeignetes Hautschutzmittel auftragen, bei Arbeitsunterbrechung Hände mit Wasser und Hautreinigungsmittel waschen, danach mit Hautpflegecreme einreiben. Essen, Trinken und Aufbewahrung von Lebensmitteln am Arbeitsplatz verboten.
Brandschutz:	Von offenen Flammen, Wärmequellen und Funken fernhalten und Rauchen verboten. Erst nach Auftrockung elektrische Geräte verwenden.

VERHALTEN IM GEFAHRFALL

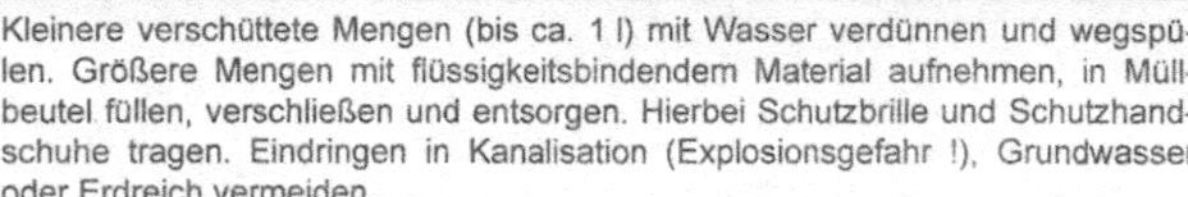

Kleinere verschüttete Mengen (bis ca. 1 l) mit Wasser verdünnen und wegspülen. Größere Mengen mit flüssigkeitsbindendem Material aufnehmen, in Müllbeutel füllen, verschließen und entsorgen. Hierbei Schutzbrille und Schutzhandschuhe tragen. Eindringen in Kanalisation (Explosionsgefahr !), Grundwasser oder Erdreich vermeiden.
Brand sofort bei der Stationsleitung oder Pforte melden. Gefährdete Personen aus Gefahrenbereich bringen. Entstehungsbrände mit Feuerlöscher bekämpfen.
Löschmittel: Pulver, Kohlendioxid, Schaum, Wassersprühstrahl.

ERSTE HILFE

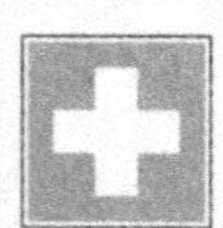

Nach Hautkontakt:	Benetzte Kleidungsstücke entfernen, betroffene Haut sofort unter fließendem Wasser abspülen.
Nach Augenkontakt:	10 bis 15 Minuten unter fließendem Wasser bei gut geöffnetem Lidspalt spülen; ggf. Augenarzt aufsuchen.
Nach Einatmen:	Betroffene Person an die frische Luft bringen, Ruhe, Wärme, ggf. Atemspende; sofort Arzt hinzuziehen.
Nach Verschlucken:	Wasser trinken lassen, sofort Arzt hinzuziehen.

SACHGERECHTE ENTSORGUNG

Sammlung der leeren Gebinde und Rückgabe an die Apotheke.

erstellt durch: IBS Müller · Auf der Dickend 31 · 58300 Wetter · ☎ 0 23 35 / 96 39 39

Anhang F:
1. Seite der Dienstanweisung

Das Direktorium unterstreicht damit die Wichtigkeit der Bemühungen zur Umsetzung der Gefahrstoffverordnung in unserem Hause.

Die Dienstanweisung tritt mit Wirkung vom _____________ in Kraft.

_________________	_________________	_________________
Ärztlicher Direktor	Pflegedienstdirektor	Verwaltungsdirektor

Inhalt Seite

Anhang G: Formblatt „Anforderung Arbeitsstoff – Erstmaliger Einsatz"

Bevor der Arbeitsstoff erstmalig eingesetzt wird, muß eine mögliche Gesundheitsgefährdung beim Umgang mit diesem Stoff beurteilt werden. Erste Angaben hierzu enthält das Sicherheitsdatenblatt, welches vor dem Einsatz des Stoffes zu beschaffen ist und dieser Anforderung beigelegt wird.

Bezeichnung des Stoffes: ______________________

Hersteller/Lieferant: ______________________

Anschrift: ______________________

angefordert durch: ______________________

benötigte Menge: ____________ Verbrauch pro Jahr: ____________

Beschaffungsintervall: ☐ monatlich ☐ halbjährlich ☐ jährlich

Verwendung des Stoffes: ______________________

Lagerort: ____________ Einsatzort: ____________

Arbeitsplatz: ____________ Tätigkeit: ____________

Gefahrenkennzeichnung/-symbole und andere Gefahren:

☐ E ☐ O ☐ F+ ☐ F ☐ T+ ☐ T ☐ Xn ☐ C ☐ Xi ☐ N

☐ sensibilisierend ☐ krebserzeugend ☐ fortpflanzungsgefährdend ☐ erbgutverändernd

VbF-Klasse: ☐ A I ☐ A II ☐ A III ☐ B ☐ keine Ang.

Wassergefährdung: ☐ WGK 0 ☐ WGK 1 ☐ WGK 2 ☐ WGK 3 ☐ keine Ang.

Entsorgung: ______________________

____________ ____________ ____________

Datum Abteilung Unterschrift des Anforderers

Beurteilung durch:	Freigabe	Bemerkungen	Unterschrift	Datum
Abteilungsleiter	ja / nein			
Sicherheitsfachkraft	ja / nein			
Betriebsarzt	ja / nein			

Artikel-Nr: ____________ Bestellung erfolgt: ____________

FB.NeuerStoff erstellt durch: IBS Müller • Auf der Dickend 31 • 58300 Wetter Stand: 11/1997

Autorenprofile

Prof. Dr. rer. pol. Manfred Haubrock
- Studium der Betriebswirtschaftslehre (Abschluß: Dipl. Kaufmann),
- Studium Sozialwissenschaften (Abschluß: Dipl. Sozialwirt),
- Promotion zum Thema Unternehmenskonzentration/Wettbewerbspolitik (Abschluß: Dr. rer. pol.),
- Professor an der Fachhochschule Osnabrück, Fachbereich Wirtschaft,
- Lehrgebiete: Gesundheits- und Sozialmanagement, Krankenhausmanagement, Gesundheitsökonomie,
- Forschungsschwerpunkt: Kosten-Nutzen-Betrachtungen im Gesundheitswesen.

Dipl.-Ing. Ursula Lebkücher
- Jahrgang 1966,
- 1985–1988: Ausbildung zur Erzieherin, Schwerpunkt Freizeitpädagogik,
- anschließende dreieinhalbjährige Tätigkeit in diesem Bereich,
- 1992–1997: Studium der Ver- und Entsorgungstechnik, Schwerpunkt Kommunal- und Umwelttechnik in Steinfurt (Abschluß 1997: Dipl. Ing.),
- seit 1997: Projektarbeit zur Einführung des Öko-Audits in Einrichtungen des Gesundheitswesens,
- seit 1998: Koordinatorin zur Einführung des kommunalen Öko-Audits in Münster.

Elke Lindsiepe-Gierling
- Jahrgang 1950,
- Ausbildung als Krankenschwester und als Fachschwester für Operationsdienste (14jährige Tätigkeit),
- Ausbildung als Fachkraft für Umweltschutz/Umweltberaterin,
- seit 1993: Umweltbeauftragte des Klinikums Wuppertal GmbH.

Dipl.-Ing. Andreas Mucke
- Jahrgang 1966, Studium der Sicherheitstechnik, Schwerpunkt Technischer Umweltschutz (Abschluß: Dipl. Ing.),
- mehrjährige Tätigkeit im Bereich Umwelt- und Energieconsulting,
- Schwerpunkt: Energiedienstleistungen bei der Wuppertaler Stadtwerke AG (Energieeinsparungen, Energiekonzepte, Contracting) im Gesundheitswesen – Untersuchung verschiedener Altenheime.

Dr. Ing. Dagmar Müller
- Jahrgang 1957,
- 1975–1981: Studium der Sicherheitstechnik, (Abschluß: Diplom)

- 1981–1988: Tätigkeit als wissenschaftliche Mitarbeiterin im Fachbereich Sicherheitstechnik, Bergische Universität, Gesamthochschule Wuppertal,
- 1988: Promotion,
- 1995: DGQ-Qualitätsmanagerin, DGQ-Fachauditorin,
- seit 1995: freiberufliche Tätigkeit als beratende Sicherheitsingenieurin, Inhaberin des Ingenieurbüros für Sicherheitstechnik IBS Müller (seit 1998 auch Geschäftsführerin),
- Tätigkeitsschwerpunkte sind sicherheitstechnische Betreuung von Klein- und Mittelbetrieben verschiedenster Branchen, insbesondere Beratungen im Bereich Gesundheitswesen seit Januar 1993, sowie Qualitätsmanagement im Dienstleistungsbereich.

Dipl.-Ing. Beate Schlutter
- Jahrgang 1957,
- 1987–1993: Studium der Sicherheitstechnik, Fachbereich Arbeitssicherheit, Bergisch Universität, Gesamthochschule Wuppertal (Abschluß: Dipl. Ing.),
- berufliche Tätigkeiten: studentische Hilfskraft am Institut für Arbeitsmedizin, Sicherheitstechnik und Ergonomie (ASER), Wuppertal,
- seit 1993: freie Mitarbeit bei IBS Müller GmbH, Tätigkeitsschwerpunkte als Sicherheitsingenieurin: sicherheitstechnische Betreuung von Krankenhäusern und Altenheimen, Umsetzung der Gefahrstoffverordnung;
- wissenschaftliche Tätigkeit: Dissertation zum Thema „Statistische Analyse des Wegeunfallgeschehens unter besonderer Berücksichtigung der äußeren Ursachen und der persönlichen Verfassung der Betroffenen".

Dr. Ing. Thomas Steffens
- Jahrgang 1963,
- 1979–1982: Ausbildung zum Chemiefacharbeiter (Bayer AG),
- 1983–1992: Studium der Chemie und Sicherheitstechnik,
- 1991–1993: Dozent der TÜV Akademie Westfalen GmbH (Bochum),
- 1992: Dipl. -Ing. Sicherheitstechnik, Fachkraft für Arbeitssicherheit (nach ASiG),
- 1992–1994: Wissenschaftler des Institutes für Epidemiologie der GSF, Forschungszentrum für Umwelt und Gesundheit GmbH (Neuherberg),
- 1994, 1995: Qualitätsmanager DGQ, EOQ/DGQ-Auditor, Umweltauditor TAR,
- seit 1994: Unternehmensberater in den Bereichen Umweltschutz, Arbeitssicherheit und Qualitätsmanagement mit Branchenschwerpunkten im Dienstleistungs- und Fertigungssektor,
- 1996: Promotion.

Dr. Ing. Dagmar Waschinski
- Jahrgang 1963,
- 1982–1984: Studium der Volkswirtschaftslehre,
- 1984–1991: Studium der Sicherheitstechnik,
- 1991: Dipl. Ing. Sicherheitstechnik, Fachbereich für Arbeitssicherheit (nach ASiG),
- 1991–1993: wissenschaftliche Angestellte am Institut für Arbeitsmedizin, Sicherheitstechnik und Ergonomie e.V. (ASER), Wuppertal,
- seit 1993: wissenschaftliche Angestellte an der Bergischen Universität, Gesamthochschule Wuppertal, Fachbereich Sicherheitstechnik,
- seit 1995: beratende Tätigkeit im Rahmen umweltrelevanter Genehmigungsverfahren,
- 1996: Promotion.

Sachverzeichnis

C

D

E

F

G

H

I

K

L

M

O

P

Q

R

S

T

U

V

W

Z

Springer-Verlag und Umwelt

Als internationaler wissenschaftlicher Verlag sind wir uns unserer besonderen Verpflichtung der Umwelt gegenüber bewußt und beziehen umweltorientierte Grundsätze in Unternehmensentscheidungen mit ein.

Von unseren Geschäftspartnern (Druckereien, Papierfabriken, Verpackungsherstellern usw.) verlangen wir, daß sie sowohl beim Herstellungsprozeß selbst als auch beim Einsatz der zur Verwendung kommenden Materialien ökologische Gesichtspunkte berücksichtigen.

Das für dieses Buch verwendete Papier ist aus chlorfrei bzw. chlorarm hergestelltem Zellstoff gefertigt und im pH-Wert neutral.